KB233905

꿀벌이 주는 최고의 선물

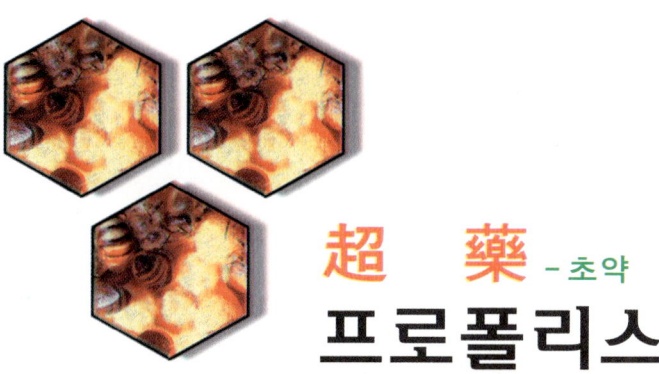

超　　藥 - 초약
프로폴리스

오기노 모토헤이 지음

김 명 호 추천
(연세대 의대 명예교수, 의학박사)

사이토 타쿠야 감수
(사이토 병원 원장 · 의학박사)

산수야

좋은 프로폴리스를 선택하자

암과 난치병에 효과가 있다고 지금 주목을 끌고 있는 프로폴리스인데, 산지나 제조법에 따라 품질에 차이가 있는 것도 사실인 듯 싶다. 최고의 품질로 되어있는 것이 브라질산인데, 원형의 형태와 용액의 색깔에서도 명백히 그 차이가 나타나고 있다.

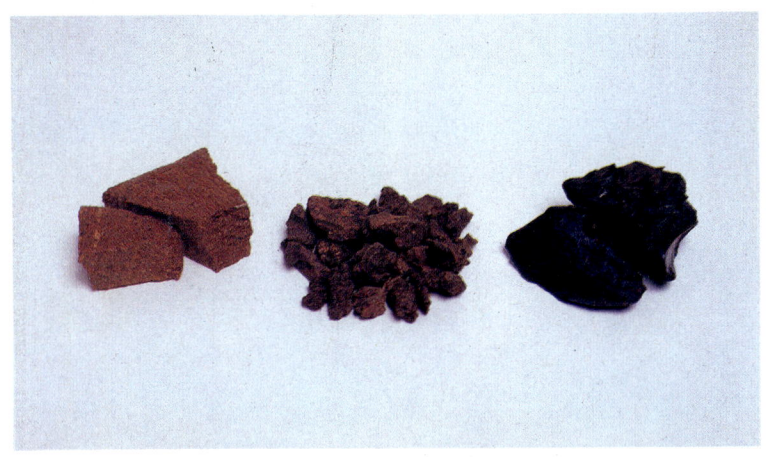

프로폴리스 원형, 유럽산(좌측), 브라질산(중앙), 중국산(우측)

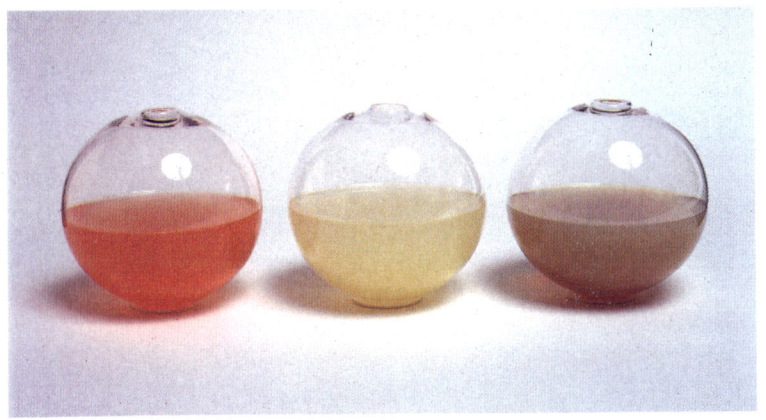

프로폴리스액을 온수에 탄 용액
쿠바산(좌측), 브라질산(중앙), 중국산(우측)

프로폴리스는 꿀벌이 주는 최고의 선물

꿀벌은 로얄제리와 벌꿀 등 많은 혜택을 우리들 인간에게 주고
있는데, 프로폴리스는 그 중에서도 최고의 선물이다.

꿀벌은 꽃과 나무들에서
수액 등을 모아
「천연의 항생물질」을
만들어 낸다.

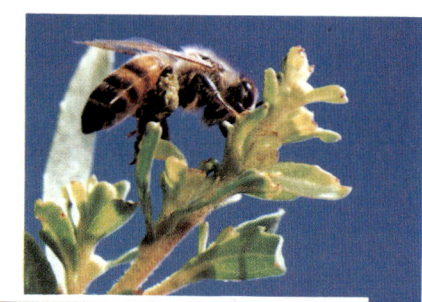

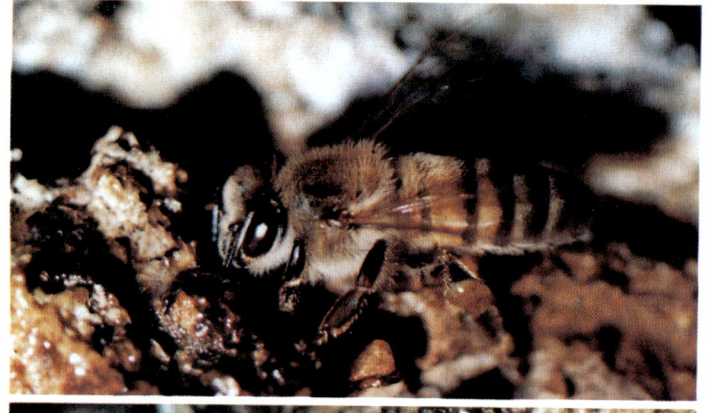

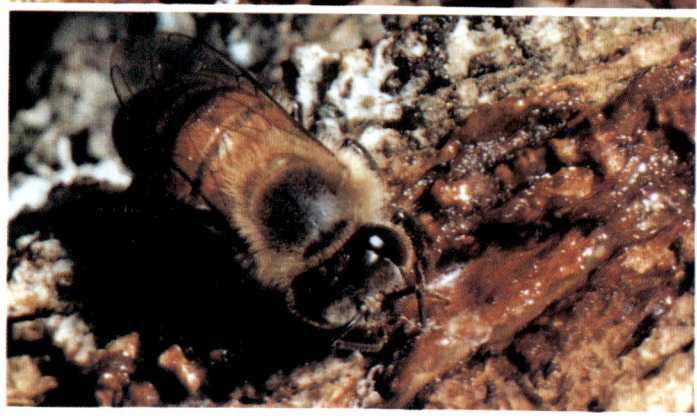

꿀벌이 주는 최고의 선물

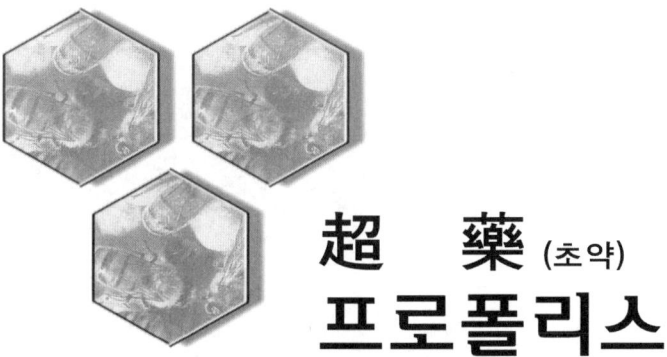

超　藥 (초약)
프로폴리스

오기노 모토헤이 지음

김 명 호 추천
(연세대 의대 명예교수, 의학박사)

사이토 타쿠야 감수
(사이토 병원 원장 · 의학박사)

산수야

꿀벌이 주는 최고의 선물 **초약超藥 프로폴리스**

초판 1쇄 발행 2002년 4월 3일
초판 4쇄 발행 2012년 8월 20일

지은이   오기노 모토헤이
옮긴이   프로폴리스의 광장 사무국
발행인   권윤삼
발행처   도서출판 산수야

등록번호   제1-1515호
주소   서울시 마포구 망원동 472-19호
우편번호   121-826
전화   02-332-9655
팩스   02-335-0674

ISBN 89-8097-047-1 03510

값은 뒤표지에 있습니다. 잘못된 책은 바꾸어 드립니다.

추천의 말씀

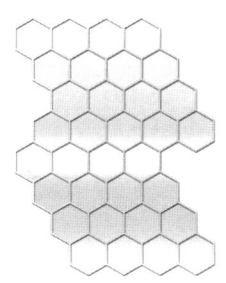

초약 프로폴리스 한국어판 발간을 축하하며

"食事는 百藥의 長"이며 "補藥 중의 補藥은 食事"라는 옛말이 있다. 또 "三時 세끼 밥 잘 먹으면 無病하다"고 한다. 이러한 말들은 우리 나라가 식량이 부족하고, 영양에 대해서 무관심하거나 잘 모를 때 흔히 쓰인 말이다. 그러나 산업이 발전하고 과학이 발달함에 따라 우리나라의 식량은 자급자족을 넘어서 과잉생산에 이르렀다.

전체 국민의 평균수명이 80세에 육박하고 있는 지금 이대로라면 누구나 인생 백수를 즐길 수 있는 것도 꿈은 아닐 것이다. 이와 같은 인간생활의 변화와 생활의 질이 향상됨에 따라, 병 없이 건강하게 살아가기 위한 방편으로 건강식품이나 보약을 생각하게 된 것도 사실이다. 이것은 사치가 아니라 인간의 가장 기본적인 욕구로 당연한 것이라 생각된다.

근래 우리나라에서도 다양한 건강식품이 개발되고, 자연의학이라는 학문을 연구하는 사람들이 증가하고 있다. 따라서 사람들은 건강식품의 진위(眞僞)나 진가, 또는 효과에 대해서 보다 깊은 관심을 갖게 되었다. 심지어 벌꿀을 살 때에는 '꿀만 보고 사지말고, 꿀을 파는 사람이 믿을 수 있는가, 정직한가를 따져보고 사라' 는 말도 나왔다. '진짜냐 가짜냐' 라는 것을 따지게 된 것이다.

나는 대체로 풍족한 환경에서 성장했기 때문에 어렸을 때부터 보약이라 일컫는 것들을 많이 먹었다. 음식도 비교적 호식하며 지냈으

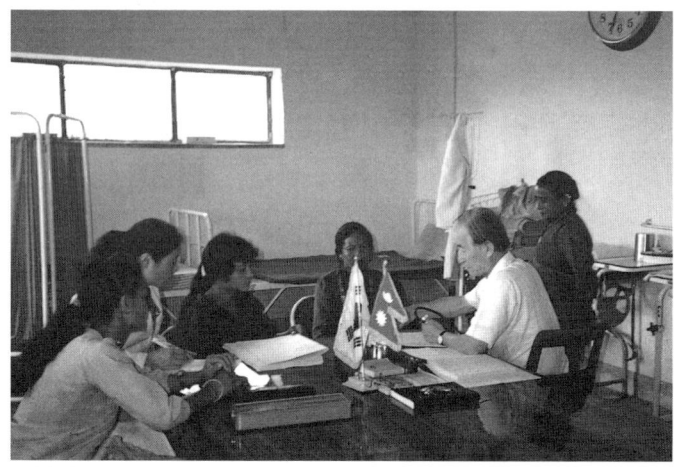

네팔의 가우리 상카 병원(돌카)에서 현지인들을 진료하는 김명호 박사

며, 행여 감기라도 걸리면 민간 약으로 전래되어 오는 배와 꿀로 고쳤다.

　꿀벌은 인류에게 많은 은혜를 나누어 주고 있다. 벌꿀이 유사 이전부터 인류의 영양보급에 공헌해 온 사실은 문헌, 비문 등을 통해 명시되고 있다. 로얄제리에 대한 평가는 기왕에 널리 알려져 있어 특별한 설명을 요하지 않는다. 이들 벌꿀, 로얄제리는 여왕벌의 식료이고, 본서에 기록된 "프로폴리스"는 식료는 아니고, 꿀벌이 자기 자신을 지키기 위해서 만들어내는 방위물질이다. 하나님이 저 작은 꿀벌을 영원히 존속시키기 위해서 주신 것으로 생각되는 중요한 물질이다. 그래서 심지어 꿀벌집은 거의 무균상태로 깨끗하다고 말하고 있다.

　일본에서는 "천연의 항생물질"이라고 불리고 있다는데 이해가 되는 말이다. 프로폴리스는 문헌에 따르면 유럽 등 서양 여러 나라에서 민간 약으로 기원전부터 질병이나 상처의 치료에 이용되고 있다.

우리나라에서는 아직은 널리 알려져 있지 않지만, 문헌이나 실제 사용해 본 사람들의 체험을 통해서 볼 때 대단히 우월한 것으로 안다.

이 책의 저자인 오기노 모토헤이 사장께서 친구들의 권유로 '초약 프로폴리스' 한국어판을 발간하게 되어 내심 기쁘다. 우리나라에서도 여러 가지 질환에 걸린 사람들의 입을 통해 프로폴리스가 차츰 알려지고 있는 실정이라 듣고 있다. 아직은 체계적이지 못하고, 움직임이 미약하여 많이 알려지지 않은 것은 사실이지만, '초약 프로폴리스'의 발간을 계기로 우리나라에서도 널리 알려졌으면 하는 것이 개인적인 바람이다.

오기노 사장을 비롯해서 그를 돕는 분들은 청렴결백하고, 누구보다 정직한 인생을 살아왔다는 것을 내가 잘 알고 있다. 저자가 프로폴리스에 대해 쏟은 지난 20여년 간의 연구와 체험을 통해 지금은 '프로폴리스의 광장'이라는 잡지도 발행하고 있어 더욱 믿음이 간다.

특히 탁월한 식견과 사회에 대한 봉사정신으로 살아온 인품을 볼 때, 프로폴리스라는 제품에는 손색이 없는 것으로 생각된다. 본인은 저자의 추천요청에 기꺼이 응하면서 깨끗한 마음, 선한 양심, 그리고 거짓없는 믿음으로 '프로폴리스'를 더욱 알고자 노력할 것이다.

이번에 "초약 프로폴리스"의 한국판 발간을 계기로 우리나라에서도 널리 알려지고 이용되었으면 하는 것이 요망된다.

2002년 2월

의학박사 김명호(연세대 의대 명예교수)

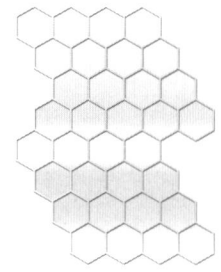

감수의 말씀

프로폴리스와의 경이적인 만남

　많은 사람들이 자신의 건강에 관심을 갖고 신경을 쓰게 된 것은 대단히 기뻐할 일이다. 요즘처럼 건강에 대한 정보가 활발하게 오가고 있는 시대는 아마 여태까지 없었을 것이다. 그러나 이런 현상은 현재의 우리들이 얼마나 건강하지 못한가 하는 것을 오히려 대변해 주는 것이라고 생각된다.

　자기 자신의 건강에 대하여 확실하게 자신감을 갖고, 병에 걸리지 않는다고 생각하는 사람은 적어도 일본에서는 한 사람도 없지않나 싶다. 실제로 건강진단이나 만성질병에 대하여 철저한 '체크'를 하면 대부분 어딘가에 문제가 발견된다. 이렇게 건강에 흥미를 갖지 않을 수 없는 상황에서 건강식품 '붐'이 일어났다. 이러한 붐 속에 나타났다가 사라지고, 잊을 만하면 되살아나는 건강식품이 많다. 그 종류는 아마 열 손가락과 열 발가락을 합해도 못다 헤아릴 것이다. 그러나 내가 보는 관점은 사라져 간 건강식품이 많은 것은 사라질만 하기 때문에 사라졌다는 것이다. 물론 이러한 건강식품들 중에는 커다란 가능성을 갖고 있던 것도 있었을 것이다. 그러나 '붐'이라는 이름의 선전효과로 한 시기에 대량 판매되고는 불이 꺼지는 것처럼 버려지고, 그 건강식품을 판매하고 있던 측도 「하나의 '붐'이 끝난 것」으로 책임도 관심도 없는 태도를 취하는 것……, 이래서는 정착하기 어렵다.

그러나 이처럼 아무렇게나 다루지 않았으면 하는 것이 그 중에는 있다. 바로 프로폴리스가 그 중의 하나이다.

나에게 처음 프로폴리스를 소개해 준 이 책의 저자이기도 한 오기노 모토헤이 씨도 "이것만은 이전의 것과는 좀 다르니까"하며, 나의 주의를 환기시키며 프로폴리스를 놓고 갔다. 처음에는 반신반의 했으나, 프로폴리스를 사용해 보고 그 효과를 실감하게 되었다. 나에게는 오랫동안 발을 괴롭히는 무좀이 있었다. 이것을 치료할 목적으로 발가락 사이에 무좀치료용 연고와 함께 프로폴리스를 바르고, 한 달에 두 번 정도 발톱부분에도 프로폴리스 액을 뿌렸다. 그리고 동시에 프로폴리스를 먹기도 했다. 무좀치료에는 지속적인 치료 밖에 없다는 것을 경험을 통하여 알고 있었기 때문에 그 치료를 끈기 있게 계속했더니, 약 반년 후 나의 무좀은 완전히 치료되었다.

무좀과 이별을 고한 것은 참으로 기쁜 일이었으나, 지금까지 은근히 뽐내고 있던 완전 백발에 검은 머리가 섞이기 시작했다. 흰머리로 고민하는 사람이면 몰라도 나에게는 그다지 고맙지 않았다. 그 후에도 프로폴리스를 계속 먹고 있어, 나의 머리카락은 나날이 검어지고 있다.

오기노 씨가 다시 찾아 왔을 때 나의 머리카락에 대해서 불평을 늘어놓았다. 그랬더니 "선생님도 이 세상에 태어났을 때는 머리카락이 검었을 것입니다. 일본사람의 머리카락은 원래 검은 것이 당연하죠. 그것이 백발이 되었다는 것은 선생님 몸 어딘가가 태어났을 때의 자연모습과는 달라졌다는 것입니다. 프로폴리스는 건강한 상태, 몸의 모든 균형이 이루어진 상태를 상기시키는 효과가 있습니다. 그러니 머리카락이 검어지는 것이 당연한 것이 아니겠습니까."

라고 말하는 것이었다.

그의 말을 듣고 「과연 그럴까」 하면서, 한편으로 '꿀벌이란 위대한 것이로구나' 라고 생각했다. 프로폴리스는 꿀벌이 자기 몸에 필요한 물질을 자연세계에서 찾아내고, 모으고, 그것들을 씹고 반죽함으로써 만들어진 것이라 한다. 이 꿀벌의 능력은 참으로 훌륭하다고 밖에 할 말이 없다. 이러한 꿀벌의 노력과 재능의 선물을 가로채서 사용하고 있는 우리는 꿀벌에게 감사함과 동시에, 자기 건강에 대하여 다시 한번 확인해야 할 것이다.

그러나 최근에는 프로폴리스도 약간 위태로운 "붐"의 대상이 되고 있다. 많은 사람이 프로폴리스를 알고 이용하게 되는 것은 기쁜 일이지만, 한편 프로폴리스에 대한 정확한 정보가 제공되는 기회가 너무나도 적은 듯 하다.

이런 생각을 하고 있을 때 오기노 씨가 '프로폴리스에 대한 책을 내는 것과 함께 프로폴리스에 대한 정보를 제공해 건강을 갈망하는 사람들의 친목을 도모하는 단체 「프로폴리스의 광장」을 발족시킬 생각을 하고 있으니, 협력해 줄 수 없겠느냐' 는 상담을 해 왔다. 나를 프로폴리스와 만나게 해 준 것과 같이, 더 많은 사람이 프로폴리스와의 경이적인 만남을 체험해 준다면 좋겠다는 생각에 전적으로 돕기로 했다.

무언가 꿈을 느끼게 해주는 것, 어쩌면 희망이 이루어질 듯한 기대감을 안겨주는 것이 프로폴리스에는 틀림없이 있다. 이 프로폴리스로 많은 사람들이 건강하게 장수한다면, 나로서는 최상의 기쁨이라 하겠다.

— 사이토 타쿠야 (사이토 병원 원장)

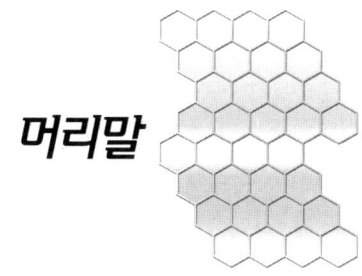

머리말

프로폴리스의 진실을 추구하며

　내가 프로폴리스라는 말을 처음 들은 것은 지금으로부터 약 20년 전이다. 당시 '로얄제리' 연구를 하고 있던 친구 S 씨가 "브라질에 이민간 사람의 친구가 희귀한 것을 주었다."며, 나에게 프로폴리스에 대해 들려주었다. 그에 의하면 그 액체를 시험삼아 먹은 사람들 중에는 '천식이 완쾌된 사람', '폴립(Polyp: 점막에 발생하는 종양)이 없어진 사람' 까지 있었다는 것이다. "설마 그런 일이……" 하며 말을 흘려 버리려는 나에게 S 씨는 "이것은 절대로 무언가가 있다. 장래가 유망한 것이다."고 열심히 설득했다. 그래서 '그렇게까지 얘기한다면' 나도 그 프로폴리스를 먹어 볼 수 있다는 생각을 했다.

　일본에서 일반적으로 프로폴리스라는 이름이 알려지게 된 것은 이로부터 약 10년이 지나서였다. 그리고 현재까지의 단기간에 프로폴리스를 이용하는 사람의 범위는 급속히 퍼져갔다.

　'프로폴리스로 암이 완치되었다' 든가 '항암제의 부작용이 가벼워졌다', 또는 '감기에 걸리지 않게 되었다', '꽃가루증이 없어져 컨디션이 좋다', 그리고 '다른 약과 병용해도 부작용이 없다' 등 많은 체험담이 건강잡지를 중심으로 '매스컴' 에 소개되고 있었다. 또한 프로야구의 요미우리 자이언트의 나가시마 시게오 감독과 선수들,

골프의 오자게 선수, 씨름의 와까다까 형제, 또는 비토 다께시 씨 등 각계의 유명한 사람들이 프로폴리스를 애용하고 있다는 소식도 일반지와 잡지에 실려 떠들썩했던 것도 기억에 새롭다. 바야흐로 이 꿀벌의 선물은 건강증진을 위해서, 또는 암을 비롯한 성인병과 만성 질환으로 고통받는 병의 치료를 위해서 등 여러 가지 목적으로 폭넓게 먹고 있다고 할 수 있다.

많은 사람들이 건강을 되찾으며, 때로는 목숨까지 구한 프로폴리스인데, 일본에서는 어디까지나 건강식품, 또는 건강보조식품으로 취급되고 있다. 즉, 아무리 효과가 높고 확실하다 해도 프로폴리스가 의약품으로 인정된 것은 아니다. 그러나 해외에서는 일상적인 의료 활동의 하나로서 사용되는 훌륭한 의약품으로 인지되어 있는 경우도 많으며, 더욱이 이런 사용 방법은 전세계에 착실히 퍼지고 있다.

프로폴리스의 성분이 갖고 있는 효과에 대해서 해외에서는 이미 많은 연구논문이 발표되었다. 또한 일본에서도 일본 암 학회를 비롯한 학회마당에서 여러 가지 각도에서 검토가 추진되었다. 그리고 현재는 프로폴리스에 함유된 성분에는 강한 살균 작용과 소염 작용, 살암(殺癌) 작용 등이 있는 것이 입증되어, 의학적, 약학적인 견지에서 항생 물질과 항암 물질로써의 가능성을 말하게 되었다. 옛부터 「천연의 항생물질」로 알려져 온 프로폴리스가 드디어 약품으로 기대감을 가지고 인정받게 된 것이다.

그러나 프로폴리스는 꿀벌이 우리에게 전해 주는 것 중에서 뛰어나게 유용함에도 불구하고, 벌꿀과 로얄제리에 비해 인지도는 확실히 낮다. 프로폴리스의 이름을 알고, 또한 매일 먹고 있어도 프로폴리스에 대한 올바른 지식을 가지고 있는 사람은 대단히 적다고 느낀다. 물론 '프로폴리스 붐'이라고 할 수 있는 현재에는, 연구자와 의사가 프로폴리스의 효과에 대하여 얘기 할 기회도 많아졌다. 프로폴리스를 먹고 병을 극복한 사람들의 체험담과 먹는 방법 등의 '어드바이스'를 정리한 책도 많이 출판되어 있다. 그러나 사용자가 진정 알고 싶은 것에 대답해 주는 정보, 사용자의 입장에서 기술한 책은 지금까지 없었던 것 같다. 우리들 사용자가 알고 싶은 것은 「프로폴리스는 어떤 질환에 효력이 있는가」, 「정말 부작용은 없는가」, 「얼마만큼의 양을 어떻게 먹으면 좋은가」 등은 물론이고, 현실적인 문제로서 「어떤 상품을, 어떤 방법으로 선택하고, 어디서 구입하면 좋은가」하는 것이 아닐까 싶다.

헤아릴 수 없이 많은 프로폴리스 제품이 판매되고 있는 현재로는 특히 「어떤 상품을, 어떤 방법으로 선택하고, 어디서 주문하면 좋은가」에 대해 정확한 정보가 필요하다고 절실히 느끼고 있는 사용자가 대단히 많은 것 같다.

20년간 프로폴리스와 사귀어 온 나의 눈으로 항간에 범람하는 프로폴리스 제품 하나 하나를 검증해 보면, 유감스럽게도 이들을 제조, 판매하고 있는 회사 모두가 정확한 지식과 풍부한 경험을 토대로 성실히 제품을 제조하여 판매하고 있다고는 생각되지 않는다. 제품의 품질에 치밀한 배려를 하고 있지 않는 업자, 정확한 지식을 갖고 있다고 볼 수 없는 업자도 있는 것이 현실이다. 그리고 시장에는 조잡한 제품이라고 밖에 할 수 없는 상품을 엄청난 가격으로, 더구나 악덕 상법 못지 않게 판매하는 업자까지 존재하고 있다.

이런 것 때문에 일부에서는 프로폴리스를 믿을 수 없다는 편견이 유포되고 있다. 「프로폴리스 같은 것은 냄새가 고약해서 먹을 수 없

다」, 「먹어도 효과가 전혀 없다」…… 등의 말들은 불행하게도 '붐'
에 편승한 조잡한 제품의 프로폴리스를 구입한 사람의 솔직한 심정
일지도 모른다. 그러나 참된 프로폴리스를 알게 되면, 그런 평가와
심정은 나오지 않을 것이다. 천연의 혜택으로 고대로부터 전해져 온
프로폴리스에 대하여 많은 사람이 흥미를 가지게 된 지금이야말로
꼭 올바른 이해와 지식을 가져 주었으면 한다.

　최초에 프로폴리스와 어떤 만남을 하는가에 따라 그 사람과 프로
폴리스와의 관계는 크게 달라질 것이다. '질 좋은 프로폴리스와 만
난 사람과 질이 떨어지는 프로폴리스와 만난 사람'과는 견해가 또
틀리게 된다. 프로폴리스의 진정한 힘을 많은 사람들이 활용하기 위
해서는 무엇보다 올바르고 풍부한 정보가 필요하다. 그래서 나는 프
로폴리스 사용자가 모여 이야기를 나누는 마당으로 「프로폴리스의
광장」을 결정하고, 지금까지 우리들이 알고 있는 프로폴리스에 대
한 지식과 활용법의 '노하우', '체험담' 등을 한 사람이라도 더 많
이 전하기 위한 활동을 출발시켰다. 「프로폴리스의 광장」에 대해서
는 나중에 기술하겠지만, 이 책에서는 「전달자」로서의 활동으로, 어
떤 프로폴리스를 선택하며, 어떤 사용법을 실천하면 좋은가를 철저
히 추구했다고 생각한다. 그런 의미에서 이 책은 「병을 극복하는 힘
을 얻고 싶다」, 「건강을 되찾고 싶다」라고 희망하는 사용자의 관점
에서 기술한 최초의 프로폴리스 독본이라고 자부하고 있다.

　이 책을 읽어주신 분과 주위의 많은 사람들에게 진정한 프로폴리
스와의 가장 좋은 만남이 있기를 기원한다.

저자 오기노 모토헤이

차 례

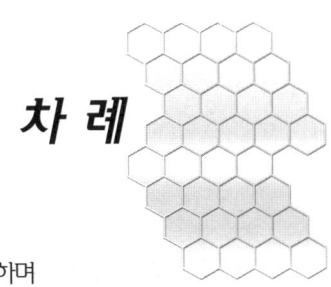

으로 알 수 없는 프로폴리스의 효과

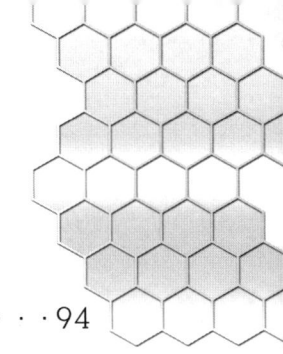

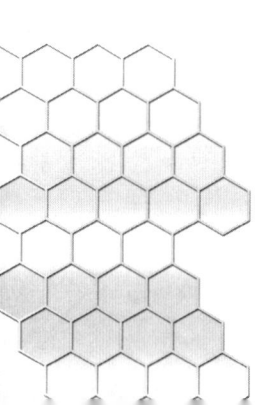

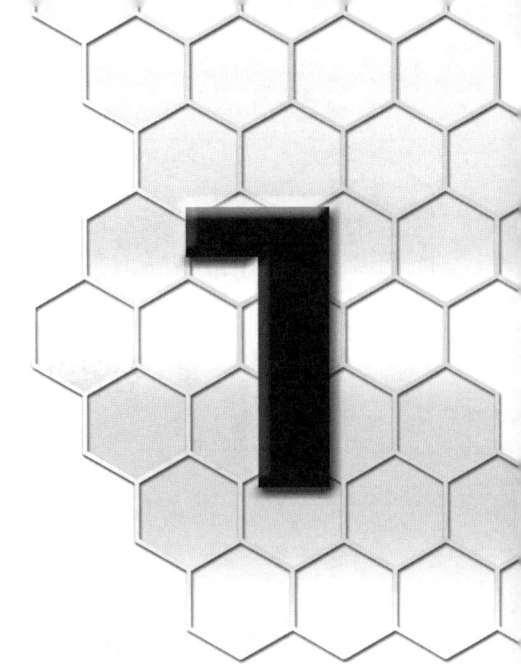

1

프로폴리스와 만나자

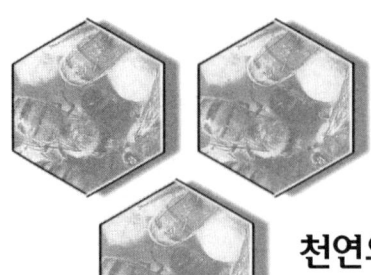

천연의 항생물질, 프로폴리스

프로폴리스는 꿀벌의 선물

　먼저 「프로폴리스란 무엇인가」하는 소박한 의문부터 해결하기로 하자. 프로폴리스가 꿀벌에 의해서 만들어졌다는 것을 아는 사람들이 이제 많아졌다. 벌집에서 채취되는 산물로 우리가 이용하고 있는 것으로는 벌꿀, 로얄제리가 보다 잘 알려져 있다. 특히 최근 자양강장에 효과있는 건강식품으로 인기인 것이 로얄제리이며, 독자중에는 애용가도 있을 것이다. 현재 일본은 세계 제일의 소비량을 자랑하는 「로얄제리 대국」이 되었는데, 이 로얄제리는 여왕벌의 식량으로 꿀벌이 생산하는 것이다. 말하자면 우리들이 벌의 식품을 대용하며 먹고 있는 것이 된다. 이에 대해서 프로폴리스의 경우는 인간들에게는 건강식품 그룹에 들어 있어도, 꿀벌 자신은 식량으로 사용하는 것이 아니다.

　프로폴리스는 꿀벌이 둥지를 보수할 때의 재료로 사용하는 것 외에, 둥지를 외적으로부터 보호하고, 둥지 속의 환경을 정화하는 중요한 작업을 담당하고 있는 물질이다. 꿀벌 둥지가 정확한 육각형의 둥지구멍을 빈틈없이 채워 넣은 모양을 하고 있다는 것은 다 알고 있는 사실이다. 그것은 역학적으로도 가장 이치에 맞는 것이라고 한

꿀벌이 주는 최고의 선물 *超藥* 프로폴리스

다. 그리고 그 합리적인 육각형의 간격과 둥지 하나 하나 내부 벽에 프로폴리스를 바르는 것으로 꿀벌은 둥지에 침입하는 '박테리아'와 '바이러스' 그리고 비바람으로부터 지켜주고 있는 것이다.

꿀벌둥지는 깨끗하다

예를 들면, 다른 벌레나 작은 동물이 둥지에 침입했을 때, 벌은 벌레를 죽이고 프로폴리스로 감싸준다. 이렇게 함으로써 벌레의 잔해는 썩지 않고 '미이라'화 하여, 잡균과 '바이러스'가 번식하는 온상이 되지 않는다. 또한 꿀벌을 잘 관찰하면, 정기적으로 둥지 구멍 입구 부분과 내부에서 열심히 날개를 움직이고 있는 것을 볼 수 있다. 이것은 외부공기를 끌어들여 둥지 내부의 온도를 조절하는 것이 주목적인 동시에, 프로폴리스에 함유된 휘발성분을 공기 중에 충만 시키고, 둥지 내부의 세균과 박테리아를 전멸시킨다고 한다. 말하자면 우리들이 자기 집과 실내에서 살충제를 태워 그 살충성분이 든 연기로 해충을 죽게 하는 것과 같은 것을, 벌은 프로폴리스를 사용하여 하고 있는 것이다.

우리들이 아무리 열심히 손을 씻어도, 잡균과 박테리아를 모두 지워버리지 못한다고 한다. 생물이 생활을 하고 있는 이상, 깨끗하게 보이는 장소에도 미생물이 대량으로 잠재하고 있다는 것은 상식이라 해도 무방하다. 그러나 꿀벌 둥지에서는 가령, 그 곳에서 10만 마리 가까운 벌이 생활하고 있다 할지라도, 거의 무균상태가 유지되어 있다고 한다. 이 청결함은 넓은 생물계에서 꿀벌 둥지에만 주어진 대단히 특수한 환경이다. 그리고 그것은 바이러스와 세균을 죽이며, 증식을 방지하는 천연의 항생물질인 프로폴리스를 활용하고 있기 때문에 가능해 진 것이다.

프로폴리스와 혼동되기 쉬운 것이 밀납이다. 이것은 일벌의 하복부에서 나오는 물질로, 육각형의 둥지를 만드는 원료이다.

한편, 프로폴리스는 둥지상자의 구멍을 막거나, 계절에 따라 통풍구의 조절을 하며 접착제로 이용되고 있다. 프로폴리스는 꿀벌이 수목의 싹과 봉오리로부터 모은 수지성분과 꽃가루를 꿀벌 자신이 분비하는 타액(인두선에서 분비되는 '파로틴'이라는 호르몬)과 섞어서 만든다. 프로폴리스를 만드는 작업은 벌로서도 중노동인 듯, 담당하는 것은 원기 있는 젊은 일벌에 한해진다. 그것도 한 마리가 아니고, 몇 마리가 공동으로 아교상태의 물질로 만들어 놓는다.

천연의 프로폴리스는 로얄제리, 벌꿀과는 달리 극히 소량이 생산된다. 예를 들어 4~5만 마리의 벌 둥지에서 연간 겨우 4~50그램 정도 밖에 채취되지 못하는 것이다. 물론 프로폴리스는 인공적으로 증량, 합성할 수 없는 귀중한 것이다.

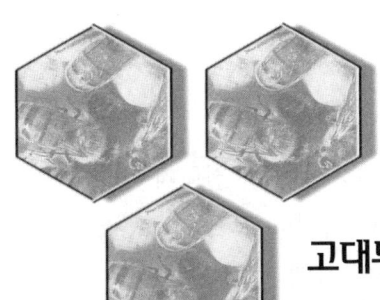

고대부터 만능약으로 활용되어 왔다

「아리스토텔레스」도 기술했다

꿀벌이라고 하는 생물의 종자가 이 지구상에 자취를 나타낸 것은 지금으로부터 4,200만 년 전이라고 한다. 인류의 역사는 겨우 50만 ~100만 년이라 추정하고 있어, 인류는 탄생과 함께 꿀벌과 같이 살아오고, 그 혜택을 이용해 왔다고 할 수 있을 것이다.

인류와 꿀벌의 관계를 기술한 가장 오랜 기록은 기원전 7,000년 경의 고대 '이집트' 시대의 '부조(浮彫:relief)'와 동굴 벽화 속에 있다. 거기에는 인간이 꿀벌 둥지에서 꿀을 채취하는 장면이 그려져 있다. 이 시대에는 프로폴리스가 가지는 부패를 방지하는 작용이 이미 알려졌고, '미이라'를 만들 때의 방부제로 이것이 사용되었다고 한다.

또한 인류 최고의 문명 중 하나인 '메소포타미아' 문명이 남긴 기원전 2,700년경의 비문 속에는 프로폴리스가 병 치료에 사용되고 있다는 글이 있다. 이와 같이 프로폴리스는 먼 옛날부터 세계 여러 곳에서 효과있는 탁월한 약품으로 활용되고 있었으며, 그 신비로운 힘은 인류공동의 지혜로 계승되어 왔다고 할 수 있다.

이런 역사시대의 기록 속에서 프로폴리스라는 말이 사용되어 온 것은 아니다. 예를 들면 기원전 4세기경의 고대 희랍의 철학자 「아리스토텔레스」는 그의 저서인 「동물지」에서 "청결한 빈 둥지를 꿀벌에게 제공하면, 그들은 갖가지 종류의 꽃의 즙액과 버드나무, 느릅나무와 같은 「진」이 나오는 수목의 수액을 가지고 둥지를 만든다. 다른 동물의 침입을 막기 위해서, 이 물질을 둥지바닥에도 칠한다. 양봉가들은 이것을 '콘모시스(덧칠)'라고 부른다. 꿀벌들은 둥지의 입구가 넓다고 생각되면 이 물질로 좁힌다. 이 물질은 새까맣고 꿀찌꺼기 같은 것이며, 냄새에 자극성이 있고, 타박상과 화농에도 잘 듣는 약이다."고 씌어져 있다.

이 글에 따르면, 당시의 희랍에서는 이미 양봉가에 의해서 꿀벌이 사육되고 있었으며, 확실히 프로폴리스라고 생각되는 물질을 타박상, 감염증 치료약으로 사용했다는 것을 알 수 있다. 가령, 감기가 원인으로 허리와 목이 아플 때, 프로폴리스를 뜨겁게 해서 찜질을 하면 효과가 있다고 생각했다고 한다. 즉, 당시의 프로폴리스는 각종 통증과 화상, 염증에 효과가 있는 선조 전래의 비약으로 취급되었던 모양이다. 그리고 동시에 이 글을 통해, 「아리스토텔레스」시대에는 프로폴리스라는 말은 존재하지 않았으며, 「수목의 눈물」, 「덧칠」이라는 이름으로 불리웠다는 것을 알 수 있다.

그러나 이러한 역사상의 문헌에 프로폴리스에 대한 기술이 처음 나타난 시대와, 프로폴리스라는 말이 원래 희합어로 「앞(前)」 또는 「방어」를 의미하는 「pro」와, 「도시(都市)」라는 의미의 「polis」가 합성되어 생긴 「도시를 지킨다」는 의미를 가지는 말이라는 것을 생각하면, 이 시대에 프로폴리스가 급속히 널리 사용되게 되었다는 것을 짐작할 수 있다. 특히 그 물질을 가리키는 말이 생길 정도로 일반화

되어 갔다고 생각된다. 이 희랍시대에 기술된 책들 중에는 프로폴리스에 대한 많은 기술이 남겨져 있다. 유명한 역사가인 헤로도토스는 "프로폴리스는 주로 연고로, 상처나 궤양치료에 사용되었다."고 쓰고 있으며, 같은 희랍인인 데오후라스토스에 의해 프로폴리스를 채집하기 위한 상세한 지도서도 남겨져 있다.

최초에 프로폴리스라는 말의 사용은?

그러면 누가 최초에 프로폴리스라는 단어를 사용했을까. 물론 명확한 것은 알 수 없지만, 내가 알고 있는 가장 오래 된 기술은 고대 로마시대에 「바파로오(기원전 26〜27)」가 저술한 「농업론」에 있는 다음과 같은 것이다.

"꿀벌이 특히 여름에 둥지상자 앞부분 입구에 칸막이를 만드는 데 사용하는 물질은 프로폴리스라고 불리고 있다. 이 프로폴리스를 의사는 찜질약을 만드는 데 사용한다. 비어 사구라 지방에서는 벌꿀보다 프로폴리스가 고가로 판매될 정도다."

또한 기원전 78〜79년에 저술한 「디오스고리데스」의 「약물지」에는 "프로폴리스는 꿀벌의 황색 진에서 향기가 난다. 이 향기가 소합향(蘇合香)과 비슷한 것을 선택하면 좋고, 그것을 적절히 건조시켜도 굳어지지 않고 발랐을 때는 유향(乳香)처럼 잘 퍼진다. 가시 등을 뽑는 데 좋다. 훈증에 사용하면 기침을 멈추고, 바르면 고통을 없앤다 ……"라고 기록되어 있다.

또한 프로폴리스에 대해서 말한 유명한 것은, 1세기의 고대 로마 장군이며, 식물학자이기도 했던 「프리니우스(23〜79)」가 저술한 대백과 전서 「박물지」에 있다. 「프리니우스」는 여기에서 명확히

「PROPOLIS」라는 단어(원문은 라틴어)를 사용하여, 프로폴리스가 우월한 외용약으로 사용되고 있었다는 것을 기술하고 있다. "둥지 상자 속에는 맨 처음 프로폴리스가 있다는 것은 이미 기술했다. 이 것은 근육에 찔린 가시와 온갖 물질을 제거하고, 부기를 없애고, 근육이 굳어지는 것을 완화시켜, 근육통을 치료하며, 불치라고 생각되는 상처를 완치시킨다. (제2권 제50장)"

고대 로마시대의 병사들이 전장에 갈 때는 반드시 프로폴리스를 휴대했다고 한다. 프로폴리스의 이용은 이 시대부터 유럽을 중심으로 퍼져간 것으로 생각되며, 중세시대에는 이미 전세계에 그 효과가 알려져 있었다고 생각된다. 고대 앗시리아에서는 프로폴리스를 분말로 해서 상처와 안질, 종양과 염증에 의한 신체의 부분적인 부기 치료와 두발의 발모촉진 등에 이용하고 있었다.

12세기경, 환상의 문명이라 불리는 잉카제국에서도 발열성 감염증의 치료에 사용하였다고 한다. 또한 같은 시기에 유럽에서 프로폴리스를 많은 치료약의 조합제로 취급한 것이 의학서에 기술되어 있다.

더욱 시대가 지나면서, 프로폴리스를 이용하는 지혜는 계승되어, 16~19세기의 프랑스에서는 보아전쟁에서 병사들의 베인 상처 치료에 와셀린과 프로폴리스를 혼합한 연고가 사용되었다고 한다.

현재도 프로폴리스를 민간요법의 만능 약으로 사용하는 예는 많다. 전나무의 수지에 함유된 프로폴리스 성분을 원료로 한 정제를 비뇨 장애와 유독성 배뇨 곤난 등의 증상에 대한 특효약으로 사용하는 곳도 있다. 또한 유럽을 비롯하여 아시아, 아프리카, 북아메리카 등에서는 치아와 잇몸의 건강을 위해 프로폴리스를 씹는 습관이 지금도 남아 있다. 프로폴리스는 고대 희랍시대부터 현재까지, 유럽에서 남미까지의 넓은 지역에서 민간요법 약으로 사용되어 온 역사를 가지고 있다.

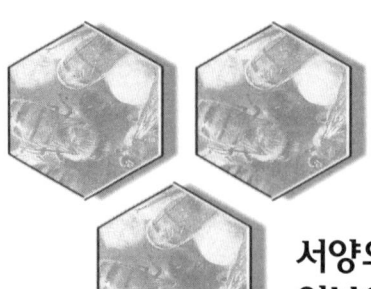

서양의학에 매몰되어 온
일본의 프로폴리스

루마니아에서 프로폴리스 연구는 국가사업

루마니아에서 프로폴리스 연구가 국가사업으로 그 유효성을 활용해 온 역사를 가지는 등, 유럽의 많은 나라에서는 프로폴리스 제품이 개발되어 매장을 장식하고 있다. 이들 나라에서는 알코올을 사용해서 추출한 액체 상태인 것을 중심으로, 적은 알갱이로 되어 있는 과립 상태인 것, 굳혀서 만든 정제, 캡슐에 넣은 소프트 캡슐 등이 이용되고 있다. 프로폴리스가 든 화장품, 치약, 껌, 캔디 등도 판매되고 있어, 일상용품 속에 널리 프로폴리스가 침투하고 있다.

또한 근래에는 프로폴리스가 부작용이 없는 「천연항생물질」로 주목받고 있어, 그 작용을 한층 전문적으로 연구하려는 움직임이 활발해졌다. 그리고 의료현장에서 임상적인 활용, 연구 이외에 성분 분석과 같은 화학적인 연구성과도 많이 보고되고 있다.

특히 프로폴리스의 이용이 활발한 루마니아에서는 차우체스크 독재정권 시대에 국가 예산을 사용하여 꿀벌연구를 하게 되었고, 수도인 부카레스트에 벌 상품 약리작용의 과학적 연구와 의약품 실용화를 위한 양봉연구소와 그 부속시설로 임상응용을 하는 꿀벌의료센터가 설치되어 있다. 즉, 약품개발과 그 임상응용이 면밀한 협력체제 하에 조직적으로 진행되고 있으며, 프로폴리스를 이용하여 여드름, 베인 상처, 귀 습진용 바르는 약, 질용 좌약, 비염용 · 외이염용 용액, 치조 골막염의 치료약 등이 개발되어 있다고 한다. 더구나 이렇게 해서 만들어진 꿀벌에서 유래하는 의료약은 정부의 지정 약으로 이용되고 있다. 의료센터에는 꿀 유래의 의약품을 판매하는 약국이 있으며, 센터를 찾아오는 하루 500~700명의 환자 약 반수가 이들 꿀벌 약품을 구입하여 복용한다고 알려져 있다. 또한 부카레스트에서는 시내약국에도 프로폴리스 제품이 진열되어 있는데, 특히 구내염 치료약으로 이용되고 있다.

일본은 아직도 프로폴리스 후진국

이것에 비해서 일본의 현상은 어떤가. 확실히 최근에는 의학과 약학의 전문가가 저술한 논문이 연이어 발표되었으며, 또한 신문, 잡지, 텔레비전 등에서도 소개되는 기회가 많아졌다. 따라서 프로폴리스에 대한 관심은 수많은 건강식품 중에서도 정상이라 할 수 있다.

그러나 프로폴리스는 어디까지나 건강식품이라는데 그치고, 루마니아와 같이 의약품으로 취급되지 않고 있다. 뒤늦게 전문가들이 프로폴리스 연구를 하고, 의사들이 임상 응용에 착수하고 있다고는 하지만, 그것은 프로폴리스 선진국과 같은 '시스테마틱'한 것이 아니다. 많은 연구가 개인적인 수준이며, 사회적인 편견 속에서 겨우 계속되고 있는 상태이다.

이러한 상황은 현재의 일본 의학계의 극단적인 서양의학 신봉에 원인이 있을 것이다. 명치정부가 「서양의학 도입, 한방의 박멸」이라는 방침을 채용한 이래, 한방의학은 비정통으로 의학의 뒷전으로 밀려나 버렸다. 그리고 한방의학 뿐만 아니라, 프로폴리스를 비롯한 자연약과 민간요법이라 불리는 모든 것에 대하여 비과학적이고 연구가치가 없다는 편견이 오랫동안 지속되어 왔다.

한방약(한방제제 즉, 생약의 유효성분을 추출하고, 정제와 과립 등의 서양 의학적인 형태로 한 것)의 일부는 1976년에 건강 보건 약으로 인지되어 겨우 시민권을 얻은 격이 되었는데, 중국에서는 2,000년 이상의 역사를 가지는 한방이 인정되는데도 오랜 시간이 필요했다.

이러한 사회환경 속에서 의사와 과학자가 자연약, 민간요법에 숨겨진 가능성에 대하여 진지하게 연구하고 논의한다는 것이 전문직이라는 그들의 사회적 명예를 훼손시키는 것처럼 인식되고 있다.

또한 프로폴리스 제품을 생산·판매하는 회사나 판매업자가 건강식품인 프로폴리스의 의학적인 효능을 말하게 되면, 즉시 약사법 위반죄로 문제 삼게 된다. 따라서 사용자가 프로폴리스에 대한 올바른 정보를 알 수 있는 기회가 외국과 비교해서 너무나 적은 상태라 할 수 있다.

사용자의 건강상태는 물론, 일본인 최대의 사망원인이 되고 있는 각종 암, 당뇨병, 고혈압 등의 성인병, 에이즈와 C형 간염, ATL(성인 T세포 백혈병), 랏사열, 에볼라 바이러스 출혈(모두 아프리카의 풍토병으로 바이러스에 의한 급성 열전염병)과 같은 바이러스에 의하여 전파되는 여러 가지 질환 등, 현대사회가 안고 있는 난치병 치료에 커다란 가능성을 가진다는 프로폴리스의 효능은 큰 흥미 대상이다. 자신의 병을 극복하고 건강을 되찾기 위한 힘이 되어 줄 가능성이 있는 프로폴리스의 효능에 대해서 알 기회가 제한되어 있는 것은 대단히 유감스러운 일이라 하겠다.

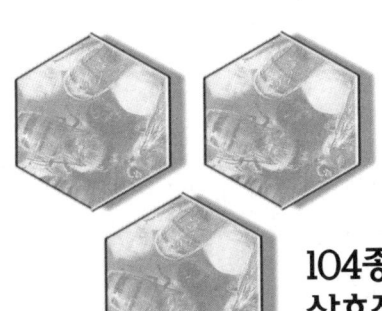

104종이나 되는 성분의
상호작용이 높은 효과의 비밀

프로폴리스의 구성성분

여기서는 프로폴리스에 대해서 현재까지 실행해 온 연구 중에서 기본적인 내용을 소개하겠다. 소위 프로폴리스의 기초 지식으로 읽어 주었으면 한다.

먼저 프로폴리스의 구성 성분에 대한 연구를 소개한다. 프로폴리스에는 어떤 물질이 함유되어 있는가 하는 연구에는 동유럽 러시아 등의 꿀벌 연구가 등이 일찍이 착수하고 있으며, 일본에서도 국립예방위생연구소, 도쿄 의과 · 치과대학 등 국립대학의 의학부와 같은 연구기관을 비롯하여, 도쿄 자예의과대학, 자치 의과대학, 쇼와 약과대학, 다마가와대학, 도쿠시마대학, 가와사끼 의과대학 등의 대학, 또는 대규모의 제약회사와 상사 등도 참여하여 연구가 진행되고 있다. 이들 기관에서는 약리학, 면역학 등의 요법으로, 프로폴리스가 생물에 미치는 작용을 학술적으로 해명하는 노력이 계속되고 있다.

이러한 연구 속에서 자주 인용되는 것이 독일 킬대학의 하브스텐 교수가 발표한 다음과 같은 조직이다.

- ●진류, 수지 ……………… 50~55퍼센트
- ●밀랍 ……………………… 약 30퍼센트
- ●정유 등의 유성성분 ………… 6~10퍼센트
- ●꽃가루 등의 에스텔류 ……… 5~10퍼센트
- ●유기물과 미네랄 물질 ……… 5퍼센트

바리에이션이 풍부한 유기물과 미네랄

물론 이것은 대강의 분류에 불과하다. 자연 물질인 프로폴리스에는 참으로 많은 종류의 물질이 함유되어 있으며, 1969년에는 '가스크로마트그라피'라는 최첨단의 분석기를 사용하여 분석한 결과, 104종류나 되는 성분이 함유되어 있다는 연구도 발표되었다. 더욱이 프로폴리스의 성분은 그것을 만드는 데 사용된 수액이 채취된 식물(기원식물)과 프로폴리스를 만든 꿀벌의 종류에 따라서 다르며, 미량으로 함유된 성분까지 열거하자면, 그 수는 무한하다고 하겠다. 그 중에서도 특히 바리에이션이 풍부한 것이 유기물과 미네랄 성분이다.

프로폴리스는 세포대사에 중요한 역할을 하는 미네랄(마그네슘, 철, 칼슘, 알미늄, 스트론튬, 망간 등)과 비타민류(B_1, B_2, B_3, E, C, A, 니코틴산, 판토텐산 등), 아미노산, 지방, 유기산, 그리고 후라보노이드 등의 함유율이 대단히 높고, 이런 물질이 프로폴리스의 건강증진과 갖가지 치료작용 등의 의학적 효과의 원천이라는 연구보고도 있다. 또한 정유성분 중에는 항암 작용을 가지는 테르펜류가 여러 종류 함유되어 있다고 한다.

따라서 프로폴리스의 효과란 이런 복수의 생리활성 물질이 복합적으로 서로 영향을 미치면서 강력히 발휘되고 있는 모양이다.

꿀벌이 주는 최고의 선물 超藥 프로폴리스

■ 프로폴리스 성분 예 ■

성 분			아미노산 조성	
단백질	1.5	(%)	아르기닌	0.04(%)
지방	47.0	(〃)	리진	0.03(%)
섬유질	3.3	(〃)	히스티딘	0.02(%)
당질	19.0	(〃)	훼니르아라닌	0.04(%)
회분	26.4	(〃)	티로신	0.03(%)
수분	2.8	(〃)	로이신	0.08(%)
비타민 B₁	0.01	(mg/100g)	이소로이신	0.06(%)
비타민 B₂	0.12	(〃)	메치오닌	0.02(%)
비타민 B₆	0.10	(〃)	바린	0.06(%)
비타민 E	3.8	(〃)	아라닌	0.07(%)
염산	7	(µg/100g)	크리신	0.06(%)
판토텐산	0.08	(mg/100g)	푸로린	0.06(%)
이노시돌	6	(〃)	글루타민산	0.11(%)
니코틴산	0.21	(〃)	세린	0.07(%)
비오친	1.7	(µg/100g)	스레오닌	0.05(%)
망간	18.2	(ppm)	아스파라긴산	0.10(%)
인	37.1	(mg/100g)	드리프트황	0.05(%)
철	172	(〃)	시스틴	0.03(%)
칼슘	3,360	(〃)		
카리움	114	(〃)		
마그네슘	2,470	(〃)		
동	9.39	(ppm)		
규소	1,980	(mg/100g)		
리놀산	300	(〃)		
리놀렌산	100	(〃)		
비타민P (게르세틴)	75	(〃)		

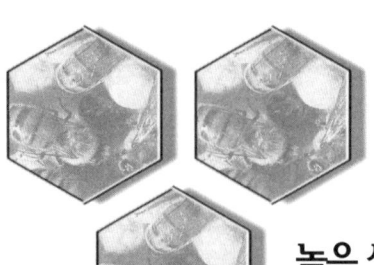

높은 생리활성작용을 가지는 후라보노이드

후라보노이드는 활성산소의 작용을 억제한다

프로폴리스에 함유된 미량성분 중에서도 특히 주목되고 있는 것이 후라보노이드류이다.

후라보노이드라고 총칭되는 물질은 후라보놀, 후라바논, 안토시아닌, 칼콘 등 약 2,000 종류나 있다고 한다. 그 이름의 유래(라틴어로 황색이라는 의미의 FLAVUS)대로 황색의 색소인 '후라보노이드'가 그 소취(消臭) 작용을 살려서 껌, 치약 등에 사용되고 있다는 사실을 알고 있는 사람도 많을 것이다.

자연세계의 후라보노이드는 많은 식물의 꽃, 잎, 뿌리, 줄기, 과일 등의 표피 세포 속에 있으며, 이곳에서 자외선의 영향을 최소한으로 억제하는 작용을 하고 있다. 즉, 세포가 자외선을 많이 받으면 활성산소가 발생하는데, 이 활성산소가 지나치게 많아지면 세포가 암이 되는 원인이 된다는 것이 지적되었다.

따라서 태양 빛에서 에너지를 흡수하는 것이 살아가기 위해 필수불가결한 식물에게는 활성산소 작용을 어떻게 억누르는가 하는 것은 그야말로 사활문제인 것이다. 그리고 그 해결책으로 식물이 가지는 것이 후라보노이드라는 물질인 것이다.

사람 몸에 대한 후라보노이드의 작용은 주로 다음의 다섯가지이다.

- 세포망을 강화하고, 세포의 작용을 활성화한다.
- 암과 각종 '바이러스'의 침입을 막는 강한 결합조직을 만든다.
- 활성산소 등의 합성과 작용을 억제하고, 발암물질의 발생을 막는다.
- 항알레르기, 진통, 지혈, 소염 작용을 발휘한다.
- 생체의 면역기능을 활성화하고, 세균 등에 대한 저항력을 높인다.

프로폴리스 내의 후라보노이드는 독특한 물질

우리들의 체내에 들어간 후라보노이드는 비타민 P의 작용을 가진다고 한다. 항출혈성 비타민이라고도 불리는 비타민 P는 비타민 C 부족에 의하여 혈관이 약해진다든가, 혈액 안의 단백질, 비타민 등의 유용성분이 혈관 밖으로 빠져나가 소변 속으로 흘러가는 것을 막는 것과 함께 모세혈관의 벽을 치밀하게 해서, 몸 전체에 혈액이 미치게 하는 작용이 있다. 또한 후라보노이드에는 비타민 C를 활성화하는 작용이 있다고도 한다. 비타민 C에는 감기, 괴혈병을 예방하는 효과는 물론, 활성산소의 발암성 물질의 합성을 억제하는 작용이 있다는 것을 알고 있다. 더욱이 세포와 세포를 연결하는 '시멘트' 역할을 하고 있는 '콜라겐'을 강화하는 것으로, 암 발생과 증식을 예방하는 효과가 있는 것이 최근의 연구에서 밝혀졌다. 이런 것들의 효과가 상승적으로 작용한 결과, 후라보노이드는 암을 비롯한 당뇨병과 고혈압, 전염병, 각종 알레르기, 위궤양, 갖가지 심장질환 등의 병을 예방하며, 증상을 호전시키는 작용이 있다고 생각되고 있다.

프로폴리스에는 20~30종류나 되는 후라보노이드가 함유되어 있는데, 이것들은 다른 식물유래의 후라보노이드와 비교해도 대단히 강한 항균력을 가진다는 것이 알려져 있다. 프로폴리스에 함유되어 있는 후라보노이드의 물질적인 특징을 전문적으로 말한다면, '프로폴리스 내의 후라보노이드에는 당류가 함유되어 있지 않다'는 것이다. 이것은 꿀벌이 단순히 수목에서 모아 온 후라보노이드를 집어넣어 프로폴리스를 만들고 있는 것이 아니라, 자신의 타액과 혼합함으로써 후라보노이드를 분해해 독특한 물질을 만들고 있기 때문이라고 생각된다.

보통보다 적은 분자에 있는 프로폴리스 내의 후라보노이드가 어떤 '메카니즘'으로 이렇게 많은 작용을 하는가는 알려지지 않고 있다. 그러나 프로폴리스에 함유된 후라보노이드가 앞서 기술한 다섯 가지 작용은 물론 '천연의 항생물질'이라 불리는 강력한 항균력을 가지는 것으로 의학·약학계에서도 높이 평가하고 있는 것은 사실이다.

계속적으로 먹고 있으면, 세포가 활성화되고, 바이러스와 세균이 원인이 되는 많은 감염증과 혈관병의 원인이 되는 순환기계의 병, 또는 대사계의 병과 염증을 일으키는 병, 그리고 암 등의 예방, 치료에 효과가 있다는 프로폴리스의 작용은 이런 독특한 후라보노이드를 비롯한 성분에서 유래하는 것이라 생각할 수 있을 것이다.

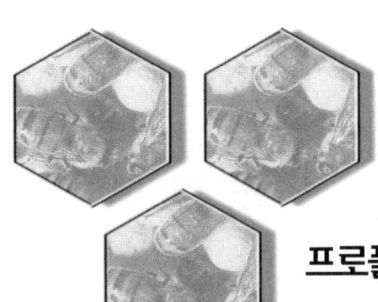

프로폴리스의 질에는 커다란 차이가 있다

　이와 같이 다양한 성분을 함유하는 프로폴리스이지만, 화학적으로 합성된 의약품과는 달리 그 성분이 항상 일정하다고는 말할 수 없다. 꿀벌이 모아오는 수액을 기초로 한 자연의 산물이기 때문에, 그 성분은 산출된 지역의 환경에 따라 크게 영향을 받으며, 그 작용에도 차이가 생긴다는 것을 짐작할 수 있다.

　실제로 현재까지 발표된 많은 연구에서도 성분조성이 동일하지 않으며, 효과의 평가도 일정하지 않다. 이것은 실험 연구에 사용한 프로폴리스의 '질'의 차이에 원인이 있다고 생각할 수 있는데, 다시 말하자면 이러한 성립의 특수성이 오히려 「천연 약리 물질의 보물 창고」라고도 하는 프로폴리스의 풍부한 가능성을 낳고 있다고도 할 수 있다.

　그러나 꿀벌이 프로폴리스를 만들기 위해서 닥치는 대로 수액을 모아오는 것은 아니다. 수목은 봄이 되면 갓 돋아난 싹에서 수액을 분비하여, 해충과 유해균에 의한 세포조직의 궤멸을 방지하고, 자신의 몸을 외적으로부터 보호하고 있다. 송진, 삼목(杉木)진 등이 그 예인데, 이 물질의 성분은 주로 '테르펜' 등의 정유(精油)라고 한다. 꿀벌은 둥지주위의 식물들 속에서 이런 특정식물이 특정한 시기에 만들어 내는 물질을 모아오는 것으로, 더욱 효과 높은 프로폴리스를 만드는 것이다.

꿀벌이 프로폴리스를 만들기 위해서 이용하는 식물은 유칼리나무, 포플러, 버드나무, 전나무, 일본 개분비, 창성이 깔나무, 삼목, 남생 달나무, 일엽수, 각종 벚나무, 자작나무, 떡갈나무, 추리(자도)나무 등이며 이 밖에도 개삼나무과, 옷나무과, 너도밤나무과, 콩과목성나무과, 가삼사리과, 느티나무과 등의 식물의 수액이 사용된다는 것이 알려져 있다. 이중에서도 가장 질 좋은 프로폴리스의 원료가 되는 것이 '유칼리' 나무의 수액이다.

코알라가 즐겨먹는 것으로 일본에서도 유명해진 유칼리 나뭇잎과 수액에는 독특한 향기가 있고, 의약품, 비누의 원료로 사용되고 있는데, 이것은 휘발유, 타닌, 알데히드, 수지 등의 성분을 풍부히 함유하고 있으며, 살균, 방부, 항경련, 소염, 자극, 해열, 혈당저하, 구충 등에 효과가 있다고 하기 때문이다. 특히 그 살균력은 모든 '허브' 약 중에서 강하다고 하는 것 중에 하나이며, 성홍열(猩紅熱)과 인플루엔자, 홍역, 장티푸스 등의 감염증에 효과가 있다고 한다.

1992년 3월 30일, 일본경제신문에서는 유칼리 잎에서 항 에이즈 물질이 발견되었다는 뉴스가 소개되었다. 이 신문에 의하면 도쿠시마 물리대학 약학부를 중심으로 하는 그룹이 '에이즈 바이러스' 증식효소의 작용을 저해하는 물질이 유칼리 잎에 있다는 것을 알아내고, 치료약이 되는 가능성을 찾았다고 발표하고 있다.

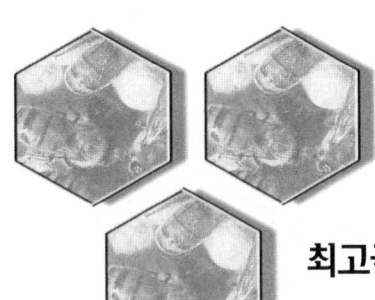

최고급품은 브라질산, 유칼리 유래의 것

왜 브라질산이 최고인가

현재 시판되고 있는 프로폴리스 제품 중에서도 특히 브라질산, 유칼리 나무에서 유래된 것이 가장 질 좋은 프로폴리스의 대명사처럼 알려져 있다. 유칼리의 원산지는 오스트레일리아인데, 브라질에는 19세기 후반에 철도용 침목, 전봇대, 펄프, 건재 등으로 사용하기 위해 옮겨 심어졌고, 현재로는 남부 대서양 연안의 삼포우토 주와 남동부 고원 지대인 미나스제라에스 주를 중심으로 광대한 유칼리 삼림(森林)이 존재하고 있다. 이 유칼리 삼림에서 채취된 것이 최고 품질의 프로폴리스로 중요시 되고, 그 향기를 맡는 것만으로 불면, 신경증에 높은 효과를 가진다고 한다.

무슨 이유로 '브라질산' 인가 하면, 브라질산에는 프로폴리스의 잠재자원이 되는 풍부한 삼림이 있다는 것이다. 브라질의 유칼리 삼림 면적은 일본 전 국토 면적의 2.5배나 된다고 한다. 자연 그대로 남겨진 삼림이 있어, 질 좋은 프로폴리스를 안정적으로 공급하는 것이 가능하다. 또한 흥미로운 것은 브라질산 삼림이 꿀벌에게는 대단히 열악한 생활환경이기 때문에, 오히려 질 좋은 프로폴리스가 산출된다는 것이다. 즉, 밀림에는 박테리아 바이러스와 같은 벌꿀에 해를 미치는 것이 많으며, 이러한 외적으로부터 둥지를 지키기 위해서 꿀벌은 살균력이 강한 프로폴리스를 만들어 낸다는 것이다. 꿀벌의 외적은 동시에 식물에게도 악영향을 주는 외적이 될 수 있다. 때문에 이 지역에서는 식물자신도 자위책으로써, 강력한 살균력을 가지는 수액을 만들어 내고 있으며, 응당 그 성분은 프로폴리스에게도 반영될 것이다. 프로폴리스가 꿀벌둥지의 주변환경이 나쁜 장소일수록 질이 더 좋아진다는 것은, 이러한 몇 가지의 이유가 있기 때문이다.

  그러나 '브라질산'이라는 것이, 이것만으로 질 좋은 프로폴리스를 선택하기 위한 충분한 조건인가 하면 그렇지도 않다. 브라질 국내의 '유칼리' 삼림이 일본국토의 2.5배라고 했지만, 브라질 전국의 넓이는 일본의 23배나 된다. 이렇게 광대한 토지에서는 지역에 따라 식물의 종류도 틀리며, 꿀벌의 생육에 영향을 미치는 기상조건도 다를 것이다. 따라서 지역에 따라 프로폴리스 품질에 차이가 있는 것이 당연하다. 일반적으로 유칼리 유래의 질 좋은 프로폴리스를 만들어 내는 지역은 표고 600~1,500m 정도의 브라질 남방 내륙의 고원지대라고 한다.

세계 각지에서 프로폴리스는 생산되지만

  현재 일본에서 시판되고 있는 프로폴리스 제품의 거의 대부분은 원료를 브라질에서 수입하고, 국내에서 정제·가공하여 제품화한 것이다. 국내의 양봉업자가 제조원이 되어 있는 경우에도 그 원료가 국산이라는 것은 드물다. 일본 같이 따뜻하고 꿀벌이 살아가는 데 위험이 되는 외적이 적은 지역에서는 둥지를 수호하기 위한 프로폴리스에 그다지 강력한 살균력이 필요하지 않기 때문에, 일본산 프로

꿀벌이 주는 최고의 선물 超藥 프로폴리스

폴리스에는 유효성분이 적다고 볼 수 있다.

또한 프로폴리스는 브라질 이외에도 동유럽 나라들, 중국, 대만 등 세계 각국에서 생산되고 있다. 쿠바산 프로폴리스 중에는 알콜로 추출하면 선명한 적색의 액체가 되는 것도 있어 약간 놀랄 수 있다. 더욱이 최근에는 프로폴리스 신흥국으로 오스트레일리아, 아르헨티나 등지로부터도 대량의 프로폴리스가 수입되고 있는 실정이다.

그 중에서도 최근 특히 눈에 띄는 신흥 3국은 중국산, 오스트레일리아산, 아르헨티나산 등의 제품이며, 바야흐로 유럽에서 프로폴리스 수요의 대부분이 이런 나라, 특히 중국산이 매매되고 있다는 정보도 있다. 그 특징은 값이 저렴하다는 것인데, 품질에 대해서는 의문을 붙이지 않을 수 없다는 것이 현단계 사용자로서의 정직한 심정이다.

우리들에게 저렴한 가격은 확실히 매력적이지만, 현재로서는 '값싼 것이 비지떡'이란 평가를 면치 못하고 있다. 내가 신뢰하는 국내 원료수입 담당자에 의하면, 이런 나라에서 수입되고 있는 프로폴리스의 대부분은 기원식물이 확실치 않고, 더구나 모래 등의 불순물이 많이 섞여있어 쓸모가 없다는 것이다. 어쩌면 이들 신흥국에서는 프로폴리스 자체의 질 뿐만이 아니고, 채취와 관리라는 기술면에서 현재로는 유럽 등의 프로폴리스 선진국에는 미치지 못한다는 것이 실태인 것 같다. 그러나 중국산 프로폴리스에 대해서는 중국이 넓은 국토와 인적파워를 가지는 나라이기 때문에, 앞으로는 질 좋은 프로폴리스를 산출할 가능성에 기대하는 목소리도 높아지고 있다.

프로폴리스와 만나자

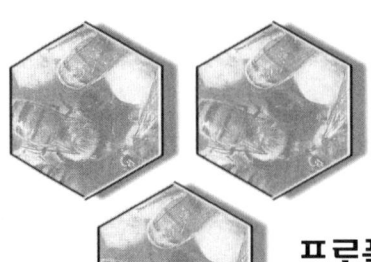

프로폴리스의 효과를 결정짓는 것은

귀중한 경험의 축적

여기까지 기술해 온 바와 같이 프로폴리스에는 산지와 기원이 되는 식물, 더욱이 추출법 등의 제품화 방법에 의해서 여러 종류의 것이 있다. 각 제품에 프로폴리스라는 같은 라벨이 붙여져 있다고 하지만, 그것들은 각기 성분도, 이용했을 때의 효과도 전혀 다른 것이라 생각해도 된다. 더욱이 산지와 기원식물이 같다고 전해지고 있는 것 중에서도 그 효과 하나 하나에 차이가 있는 것이 현실이다.

브라질의 미나스제라에스 주 산이란 최고 조건을 갖춘 원료 중에도 채취된 계절과 장소, 채취하는 사람에 따라서 좋지 못한 질의 원료가 섞여 있다. 예를 들면 무리하게 대량의 프로폴리스를 모으려하는 사람이 채취한 원료는 불순물이 많은 질 낮은 것이 될 수 밖에 없다. 이 책의 맨 앞에 소개한 컬러사진에서 보는 것처럼 그러한 불순물이 많이 섞인 원료는 누구라도 한눈에 알아 볼 수가 있다. 이 사진을 보면 프로폴리스 원료의 질은 추출해보지 않으면 모른다고 말하는 '메이커' 의 프로폴리스에 대한 지식이 어느 정도인가 하는 상상을 할 수 있을 것이다.

사용자가 알고 싶은 것은 이렇게 다양성을 가지는 프로폴리스 중

꿀벌이 주는 최고의 선물 超藥 프로폴리스

에서 어떤 것을 먹으면 좋겠는가 하는 것이다. 그리고 이 점에서 가장 믿을 수 있는 것은 오랜 시간 속에서 축적된 인간의 경험일 것이다. 프로폴리스를 가장 단적으로 특징 짓는 것은 향기와 색깔, 맛, 풍미 등이며, 항상 이용하는 사용자라면 프로폴리스를 먹어보고, 약간의 차이라도 발견할 수 있다. 예를 들면 어떤 향기와 풍미를 가지는 프로폴리스가 간장병에 효과가 있었는데, 다른 색과 맛인 것은 전혀 효과가 없었다든지, 다른 특징을 가지는 것은 효과는 있지만 '트러블'이 심각하다든지…… 요즘은 이러한 경험을 지식으로 축적하며, 프로폴리스 제품을 만들어 내는 과정에서 활용하고 있는 '메이커'도 있다.

어떤 의미에서는 인간의 감각에 의지한 분류가 과학적인 객관성이 없다고 비판하는 사람도 있다. 그러나 프로폴리스가 가지는 작용, 효과 모두를 해명하지 못하고 미지의 부분이 많은 상태에서는, 이 방법이 프로폴리스가 가지고 있는 효과를 종합적으로 파악하기 위하여, 가장 합리적이라 할 수 있을 것이다.

프로폴리스의 제품은 여러 가지가 있지만

물론 이렇다고 해서 과학적인 분석이 전혀 무의미하다고 하는 것은 아니다. 쇼와 약학대학 교수인 후지모도 다꾸겐 선생은 프로폴리스의 분별방법에 대해서 대단히 흥미있는 연구를 발표하고 있다.

선생은 프로폴리스의 흡광도(吸光度)에 주목하고, 각 나라 프로폴리스 추출액의 자외부 흡수파형이라는 그래프를 작성했는데, 그 그래프를 보면 일본산, 브라질산, 중국산, 아르헨티나산, 루마니아산, 아메리카산, 캐나다산, 독립국가연합(CIS)의 타지키스탄산 등 산지에 따라 프로폴리스의 제품에 확실히 차이가 있다는 것을 알 수 있다. 같은 브라질산이라도 유칼리계의 것과 파라나마쯔계와는 흡광도가 그리는 커브가 달라진다.

그렇기 때문에 이 분석방법을 사용하면, 가령 중국산 프로폴리스를 브라질산이라고 속여서 판매하려 해도 당장 탄로가 난다.

그 그래프가 나타내는 것은 단지 다양한 프로폴리스가 존재한다는 객관적 사실에 불과했다. 우연히 효과가 높다는 '브라질산 유칼리 유래'의 프로폴리스를 분석했더니, 그 파형이 이런 모양으로 되었다는 것뿐이다.

즉, 그래프의 곡선과 프로폴리스의 실제효과와는 전혀 상관이 없으며, 그래프에 나타난 특정한 성분의 함유량만에 의해서 "이 프로폴리스는 이 부분의 곡선이 크기 때문에 효과가 높을 것 같다"든지, "이 부분의 수치가 낮기 때문에 '트러블'이 없을 것"이라는 경향을 찾아낼 수는 없다는 것이 경험적으로 확인되어 있다.

예를 들면 '브라질산 유칼리 유래'의 프로폴리스 그래프에서는 이 종류의 것에는 파장 250나노미터(1나노미터는 10억 분의 1미터)의 자외선을 흡수하는 물질이 적고, 300나노미터 전후를 흡수하는 물질이 많다는 것을 안다. 그렇다면 300나노미터 부근에 더 큰 곡선을 그리는 프로폴리스가 '브라질산 유칼리 유래' 이상의 효과를 발휘하는가 하면, 그것은 그렇게 간단히 단정할 수 없다. 적어도 현재의 과학 기술로는 프로폴리스의 효과를 미터로 표현할 수가 없기 때문이다. 즉, 프로폴리스의 효과를 예측할 수 있는 것은 풍부한 경험이 뒷받침된 사람의 감각뿐이라는 것이다.

분석만으로 알 수 없는 프로폴리스의 효과

이 사실은 다음 그래프에서 더욱 확실히 지적된다. 이 그래프는 현재 제품을 판매하고 있는 한 프로폴리스 '메이커'가 모니터 조사를 한 결과, 일반적인 상품으로 하기에는 충분한 효과를 얻지 못한다고 판단된 프로폴리스의 분석결과를 보인 것이다. 어느 쪽이 효과 있는 프로폴리스의 그래프일까?

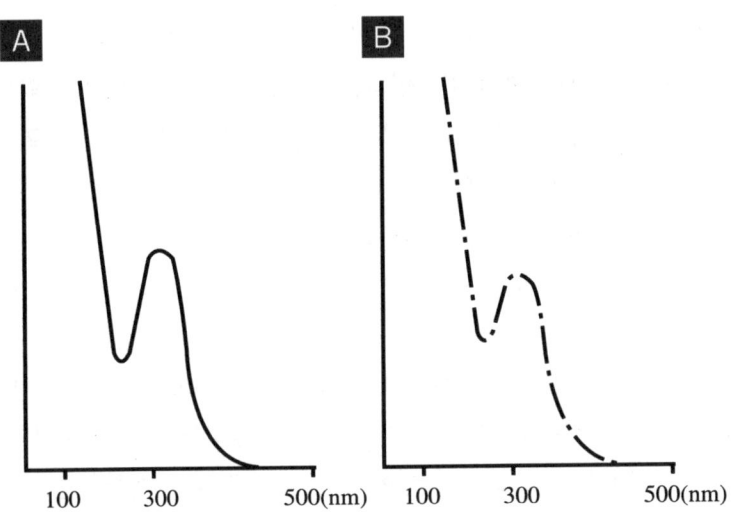

그래프에는 양쪽 모두, 높은 곡선과 낮은 곡선이 있다. 그러나 자세히 보면, A그래프 쪽이 낮은 곡선이 깊고, 높은 곡선은 더 높다는 것을 알 수 있다. 즉, A그래프의 높은 곡선부분이 성분을 많이 함유하고 있다는 것이다. 이런 설명을 하면 (결코 이 설명이 틀린 것은

아니다), 누구나 효과가 높은 것은 **A**쪽이라고 생각할 것이다. 그런데 실제로 효과가 인정되어 제품화되고 있는 프로폴리스는 그래프 **B**쪽이다.

일반적인 의약품 등에서는 특정의 약리성분이 얼마만큼 함유되어 있는가에 따라 그 작용의 강약이 결정된다. 이것은 의약품이 가지는 작용이 약리성분의 작용으로, 약이 설계되고 제조되기 때문이다. 그런데 프로폴리스의 경우는 특징적인 성분이 많이 함유되어 있다고 해서 반드시 높은 효과를 얻는다고는 할 수 없다.

의약품이나 다른 건강식품에 없는 특징 때문에, 프로폴리스로부터 특정한 성분만 뽑아내든지, 혹은 특성을 더욱 강화하기 위해서 다른 물질을 첨가한다면, 이것은 '넌센스'이다. 천연의 프로폴리스를 능가하는 효과를 발휘하는 인공적인 '사이비 프로폴리스'를 만들어 내는 데 성공한 예는 아직도 없다.

프로폴리스에는 갖가지 제품이 있으며, 그 효과도 다종다양하다. 그리고 설사 현재 우리에게 있어서 효과가 없다고 판단된 것이라도, 그것을 만들어 낸 꿀벌에게는 유용한 것이었으니, 장기적으로 연구가 추진되면 다른 유용한 용도가 발견될 가능성도 나타날 것이다.

또한 모니터 조사 등의 착실한 경험의 축적에 의해서, 현재는 최고의 프로폴리스 범주에 들어있지 않은 것 중에도 어떤 특정한 병에 효과를 나타내는 타입의 프로폴리스가 발견되고, 질환과 사용목적에 따라, 예를 들면 '간장암 치료용', '방사선 치료에 의한 부작용 방지용', '건강 증진용'이라는 세분화된 용도의 프로폴리스가 탄생할 가능성도 적잖이 있다고 생각한다.

이렇게 되면 현재의 한방약과 마찬가지로, 전문지식과 경험을 가진 프로폴리스 전문가가 환자의 질환종류와 증상, 체질, 컨디션에 따라서 프로폴리스를 처방하는 등, 한층 더 유용한 사용방법이 공개되는 시대가 올지도 모른다.

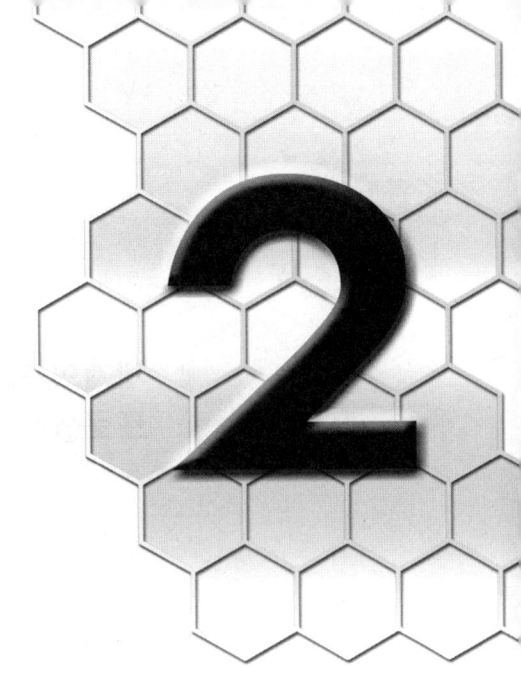

2

프로폴리스를 배우자

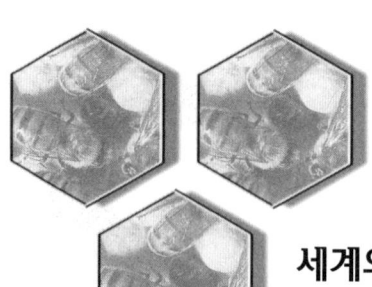

세계의 의학계가
프로폴리스에 주목하기 시작했다

유럽은 프로폴리스 선진국

기원전 시대부터 민간 약으로 사용해 왔던 프로폴리스이지만, 근대 과학 앞에서는 거의 잊혀진 존재라고 할 수 있다. 사실상 그 효과에 대해서 본격적인 연구가 시작된 것은 세계적으로 봐도 겨우 3～40년 전이며, 판명되지 못한 부분이 많은 것도 사실이다.

그러나 실제 프로폴리스를 활용하는 나라는 아주 많으며, 루마니아 등 동유럽 각국과 러시아, 브라질 외에도 덴마크 독일 프랑스 등 유럽 각국에서도 프로폴리스가 들어있는 가루치약, 비누 등이 백화점과 약국에 진열되어 있다. 더욱이 쿠바에서는 프로폴리스를 원료로 한 캔디 모양의 의약품이 치료가 어려운 장(腸)에 기생충이 생긴 어린이들의 구충용으로 사용되는 예가 있다고 한다. 이밖에 유럽 각국 등에서는 관절염 치료에 프로폴리스를 배합한 고약을 사용해서 염증을 가라앉히거나, 화상 등의 치료에 프로폴리스 연고를 사용해서 완치까지의 시간단축에 성공하고 있다.

이와 같이 여러 외국에서 프로폴리스가 약으로 폭넓게 사용되게 된 배경에는 동물실험에 의한 연구성과와 병원 등에서의 임상에 의한 프로폴리스 효과의 입증 덕분이라고 하겠다. 현재는 많은 나라의 의학, 약학 전문가들이 프로폴리스를 사용한 연구와 치료에 힘을 쏟고 있는데, 그 중에서 특히 적극적으로 프로폴리스에 대하여 의학적으로 연구하고 있는 곳은 루마니아를 비롯한 동유럽 각국과 러시아 등의 유럽 각국이라고 한다. 즉, 이들 각국에서는 프로폴리스가 단순한 민간약이 아니라, 의료현장에서 효과를 인정받는 신약을 낳게 하는 커다란 가능성을 갖는 연구대상이라는 것이다.

일본의 프로폴리스 원년

그러면 일본에 프로폴리스가 알려진 것은 언제부터 일까. 그 계기는 1985년 10월, 나고야에서 개최된 '제30회 국제양봉회의' 였다고 한다. 그런데 그 이전에는 매일 꿀벌들과 같이 지내오던 양봉업자들 속에서도 프로폴리스의 효과에 대해서 알고 있는 사람은 극소수였으며, 벌 둥지에 붙은 쓸모없는 찌꺼기 정도의 인식을 가지고 있었던 실정이었다. 이 찌꺼기 덩어리가 30회 국제양봉회의에서 소개된 여러 가지 정보에 의해, 순식간에 보물덩어리로 변신해 버렸다. 그리고 그것이 양봉 관계자와 건강 관련 사업자들의 높은 관심을 모으고, 현재에 이르는 프로폴리스 '붐' 의 방아쇠가 됐다고 할 수 있다.

국제양봉회의는 세계의 꿀벌사육업자와 꿀벌연구가가 모여 정보교환 및 연구, 발표를 하기 위한 모임이다. 1897년 제1회 벨기에 대회가 열린 이래 2년에 한번씩 개최되고 있으며, 나고야회의에는 53개국에서 약 2,200명의 연구자 등이 참가했다. 이 회의는 프로폴리스에 대한 연구성과와 의학적인 임상 예의 보고를 통하여, 프로폴리스의 여러 가지 약효를 공식적으로 일본에 처음 소개하는 자리가 되었다. 또한, 이 회의에서 선진 각국의 연구자들 가운데 한 일본인 연구자가 처음으로 '일본산 프로폴리스의 화학성분 및 항미생물(抗微生物) 활성'이라는 연제로, 에이메현과 아끼다현의 프로폴리스를 재료로 한 연구발표를 한 것도 커다란 관심을 불러 일으켰다.

이 회의에서 연구발표의 중심이 된 것은 프로폴리스 선진국인 동유럽 각국의 연구자들이었다. 예를 들면 불가리아의 한 의사는 "프로폴리스를 함유한 벌꿀로 어깨, 팔목, 무릎의 관절 장애를 가지는 환자 36명에게 치료를 했는데, 20명이 거의 완치됐으며, 14명이 50% 회복하고, 개선을 보지 못한 사람은 2명이었다."고 보고했다.

헝가리의 한 의사는 "헝가리산(産) 프로폴리스를 사용해서 항세균, 항염증, 모세혈관 저항성의 증강효과에 대해서 토끼를 가지고 연구했는데, 그 약리학적인 효과는 모두 높은 것이었다."고 보고하고 있다.

또한 폴란드 의사는 "화상을 입은 후, 녹농균(綠膿菌=화농증의 원인이 되는 균의 하나이며, 치료가 어렵다고 한다)에 감염된 피부에 대한 프로폴리스 치료효과를 연구하고, 녹농균을 감염시킨 쥐를 이용하여, 프로폴리스 연고(항세균 활성이 확인된 프로폴리스 3%와 벌꿀, 콩기름 등으로 만든 것)를 상처에 발랐더니, 딱지가 벗겨져 7~13일 후에는 85%가 완치되었다."고 보고하고 있다. 이런 정보가 일본의 건강관련 산업인들의 관심을 모아, 프로폴리스는 최초의 '붐'을 맞이하게 됐다.

암학회 발표로 뜨거운 시선

그 후 프로폴리스에 쏟아지는 시선을 한층 더 뜨겁게 한 것은 1990년 9월에 개최된 제50회 일본 암학회에서 발표된, '프로폴리스로부터 암세포를 죽이는 성질을 가진 물질을 찾아냈다' 는 연구이다. 여태까지 항균·항염증 작용을 가지는 민간약으로 알려져 온 프로폴리스에서 찾아낸 물질에서 세포증식을 억제하고 암세포를 죽이는 강한 활성을 가지는 물질을 발견했다는 내용의 보고가 일본 암학회라는 권위 있는 장소에서 발표된 것은 프로폴리스에 대한 일반인의 관심을 크게 높이는 결과가 되었다.

그 후에도 "자궁경부암, 간암 환자들에게 프로폴리스를 투여했더니, 3개월에서 1년 후에는 암세포의 태반이 죽어버렸다."고 하는 임상 예와, "프로폴리스에 급성·만성의 염증을 가라앉히는 효과와 진통효과가 있다"는 연구가 발표된 것 외에, 1991년 제51회 일본 암학회에서도,

- 위암에 대한 효과 …… 프로폴리스에서 추출(抽出)한 물질을 복용한 위암 환자는 '내추럴 킬러' 세포(암을 죽이는 작용을 가지는 임파구=淋巴球)가 증가했다.
- 간암에 대한 효과 …… 프로폴리스를 항암제인 '아드리아 마이신' 과 함께 복용한 간암환자는 치료효과가 좋아지는 한편, 항암제의 부작용이 가벼워졌다.
- 폐암에 대한 효과 …… 프로폴리스를 복용하고 있는 환자는 방사선 치료에 의한 폐렴유발이 방지된다는 것을 확인했다.

이러한 임상 예가 보고되는 등, 의학·약학 전문가에 의해서 암을 비롯한 갖가지 병에 대한 프로폴리스 효과가 확인되었다. 그리고 이러한 연구성과가 건강잡지, 일반잡지, 신문 등에 널리 소개된 것을 계기로 '프로폴리스는 천연의 항암제' 라는 가능성이 전해지게 되었다. 그리고 프로폴리스는 민간 약, 건강보조식품으로 또다시 커다란

‘붐’을 맞이하고, 건강을 원하는 많은 사람이 알게 되었으며, 일본의 의학·약학계로부터 주목을 받게 되었다.

꿀벌이 주는 최고의 선물 超藥 프로폴리스

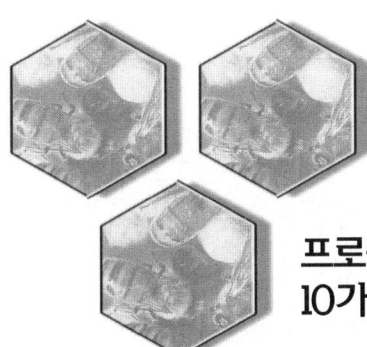

프로폴리스의 효과를 보장하는 10가지 작용

여기에서 프로폴리스가 가지는 작용에 대해서 현재까지 발표된 여러 나라의 연구논문과 증상별 사례 보고 등의 자료를 정리해 보겠다. 프로폴리스에는 사람 몸에 유익하고, 광범위한 작용이 있다고 하며, 예를 들면 프로폴리스에 대한 주목의 중심이라고도 할 수 있는 항암 작용은 이런 작용의 몇 가지가 복합적으로 작용하며, 상승적 효과를 미치게 함으로써 가져오는 것으로 생각된다. 물론 암뿐만이 아니라, 많은 질병이 이런 작용의 상승효과에 의하여 쾌유되어 간다고 생각해도 되겠다.

단, 아래에 말하는 작용은 어디까지나 경험으로 알려진 것이며, 프로폴리스가 어떻게 해서 이러한 작용을 낳는가 하는 '메카니즘'에 대해서는 현재까지 거의 해명되어 있지 않다. 이런 것은 많은 의사와 연구자들이 실제적인 임상 사례를 거듭함으로써 증명된 프로폴리스의 효과라고 할 수 있다.

항균 · 살균 작용

상처가 곪거나 또는 음식물이 썩는 것을 방지하는 프로폴리스의 항균 · 살균 작용은 오래 전부터 알려져 이용되어 왔다고 할 수 있다. 그 작용이 미치는 범위는 대단히 넓으며, '박테리아' 살균균(群)에 대한 많은 효과가 인정되었다. 예를 들면 항생 물질로 퇴치하기 어려운 내성(耐性)을 가진 노란색 포도구균이 원인이 되어 일어나는 MRSA 원내감염(院內感染)의 예방과 치료에 효과가 있었다는 체험담이 있고, '바이러스'를 원인으로 일어나는 B형, C형 간염의 치유, 개선 체험담도 많이 듣고 있다.

어느 60대 남자는 프로폴리스를 복용하게 된 후부터는 열이 나거나 식욕감퇴 등 간염 특유의 증상이 없어지고, 체력이 회복되어, 극히 안정된 상태를 유지하고 있다고 한다. 또 다른 40대 남자는 프로폴리스를 복용하게 된 후, 흙색(土色)이었던 얼굴에 붉은 색이 돌게 되고, 반년 후부터는 간장의 상태를 나타내는 GOT, GPT 등의 검사 데이타도 낮아지고, 정상에 가까워졌다고 한다. 이 남성은 의사로부터 '인터페론' 투여(投與)에 의한 치료를 받으라는 권유를 받았으나, 부작용을 걱정하여 주저하고 있었는데, 프로폴리스를 복용한 후의 회복으로 '인터페론' 투여를 하지 않아도 되었다고 그 기쁨을 말했다.

또한 앞으로 바이러스와 세균에 의해서 감염되어 우리의 목숨을 위협하는 병이라고 무서워하는 '에이즈' '에볼라 출혈열' '랏사열' 등의 예방과 치료에도 프로폴리스의 효과가 클 것으로 보고, 많은 연구자들이 연구를 진행하고 있다.

진통 작용

프로폴리스는 다른 말로 '천연 아스피린'이라 불리고 있다. 사실상 끈질긴 두통으로 고생하고 있던 사람이 프로폴리스를 복용하게 된 후, 두통으로 고생하지 않게 되었다는 얘기도 있다. 어느 연구자는 이 작용을 두통의 원인이 되는 '프로스타그란진'이라는 물질이 신체 내에 생기는 것을 억제하는 작용이 프로폴리스에 있기 때문이라고 말하고 있다.

또한 두통뿐 아니라 "프로폴리스를 복용하고 있기 때문에 개복수술 후에 오는 상처의 통증이 가벼웠다." "말벌에 찔렸는데, 프로폴리스 액을 발랐더니 아픔이 없어졌다." 등 여러 가지 원인으로 생기는 통증을 가라앉히는 효과가 프로폴리스에 있는 듯 하다. 어느 한 여성이 유리파편으로 손가락 끝을 베었다. 병원에서 "세 바늘을 꿰멘 후라 마취가 되어있는 동안은 괜찮지만, 손가락 끝은 신경이 집중되어 있기 때문에 좀 있으면 많은 아픔이 올 것이니 각오하고 있으라."고 했다고 한다. 그래서 그 여성은 병원에서 돌아와서, 즉시 프로폴리스액을 발라 놓았다. 그랬더니 밤이 되어도, 다음날이 되어서도 조금도 아프지 않았다고 한다. 또한 말기 암에 있는 사람이 보통이면 '모르핀'을 대량으로 쓰지 않으면, 참을 수 없을 정도의 통증이 거의 느껴지지 않았다고 하는 예도 많이 전해지고 있다. 불행히 사망하게 된 경우에도 그 '퀄러티 오브 라이프'(QOL=환자의 생활의 질) 개선에 크게 공헌했다는 것이다.

특히 화학적으로 합성된 진통제 등에는 부작용, 또는 습관성이 생기는 문제가 있다. 그렇기 때문에 계속적으로 사용하고 있는 중에 점점 효과가 적어져서, 사용량이 많아지고, 부작용도 한층 심해지는 경우가 많은데, 천연물질인 프로폴리스에는 그런 악순환이 없다는 것이 커다란 특징이다.

항염증(抗炎症) 작용

천연의 항생물질이라고 하는 프로폴리스는 충혈, 부기, 열, 통증 등을 가져오는 염증으로 생기는 병의 개선에 특히 효과가 높은 것 같다. 더욱이 "효과가 있었다"고 하는 체험담은 구내염(口內炎)을 비롯하여, 위염·장염·방광염 등 비뇨기계 염증, 화상, 뻐근한 어깨, 근육통, 노인들의 기관지염과 폐렴, 어린이들의 아토피성 피부염 등 대단히 폭넓은 병의 증상에 이르고 있다. 예를 들면 구 소련의 방사선 연구소의 연구자는 "프로폴리스를 배합한 연고를 방사선에 의한 궤양성 염증이나, 화상 등의 환부에 발랐더니, 상처도 남기지 않고 치료할 수 있었다."고 보고하고 있다. 이 보고에 의하면 치료 등을 목적으로 방사선 치료를 받는 경우, 사전에 프로폴리스 연고를 발라두면, 피부를 보호하여, 염증 등을 일으키는 것을 방지할 수 있다고 한다.

참으로 천연의 항생물질이라는 이름 못지않은 활약상인데, 이러한 프로폴리스의 작용은 염증의 원인이 되는 체내 물질발생을 억제하는데 직접 관계되어 있다고 생각할 수 있으며, 또는 혈항불량(血抗不良) 개선 등과 같은 염증의 원인을 해소하는 작용을 가지고 있기 때문이라고도 생각할 수 있다.

면역 활성화 작용

바이러스, 세균 등의 병원체(病原體)가 우리들의 몸에 침입해 증식(增殖)함으로써 일어나는 병을 감염증이라고도 한다. 그런데 같은 병원체에 감염됐을 경우라 해도, 어떤 사람은 심한 증상이 나타나는데, 다른 사람은 전혀 발병하지 않거나, 또는 가벼운 증상으로 그치

꿀벌이 주는 최고의 선물 超藥 프로폴리스

고 마는 경우도 있다. 이것은 사람에 따라 그 병원체와 싸우기 위한 저항력 차이가 있기 때문이다. 우리들의 몸이 병원체와 싸우는 '시스템'으로는 '백혈구'와 '마크로퍼지'라 불리는 세포가 병원체를 물리치는 작용을 한다는 것을 알고 있는 사람도 많을 것이다. 또한, 백혈구 하나인 임파구가 관여하는 면역반응도 이러한 생체방어 '시스템'으로 없어서는 안될 작용을 하고 있다.

예를 들면 홍역이든, 인플루엔자든 모두 하나의 병원체가 일으키는 감염증에 한 번 걸렸던 사람은 다음에는 적어도 가볍게 치를 수 있을 것이다. 이것은 우리들 몸에 있는 항원항체(抗原抗體)반응이라는 면역 시스템 작용에 의한 것이다.

우리들의 몸은 자기 몸에 건전한 성분 이외의 것이 침입해 오면 그것을 알아내고 물리치려 한다. 이런 이물(異物) 항원(抗原)이 몸속에 들어오면 임파구는 그 이물에 저항하고, 그것을 물리치거나 무력화하기 위한 '스페셜리스트'인 항체(抗體)를 만들어 낸다. 일단 몸 속에서 항체가 만들어지면, 다음에 그 이물이 침입해 왔을 때는 재빨리 그 항체를 동원해서 이물을 물리치는 작용을 하기 때문에, 병이 나거나 증상이 악화하지 않게 된다는 것이다. 프로폴리스는 이러한 면역 반응의 중심이 되는 백혈구, 임파구 등의 작용과 BRM(생물학적 응답조절물질·인체 내에 생기는 암의 항체가 되는 물질)을 만들어 내는 작용을 활성화함으로써, 몸이 가지는 저항력을 증강하는 작용을 가진다고 한다.

세포활성 · 재생 작용

크게 벌어진 상처가 아물어 가는 상황을 상상해 보자. 상처는 처

프로폴리스의 효과를 보장하는 10가지 작용

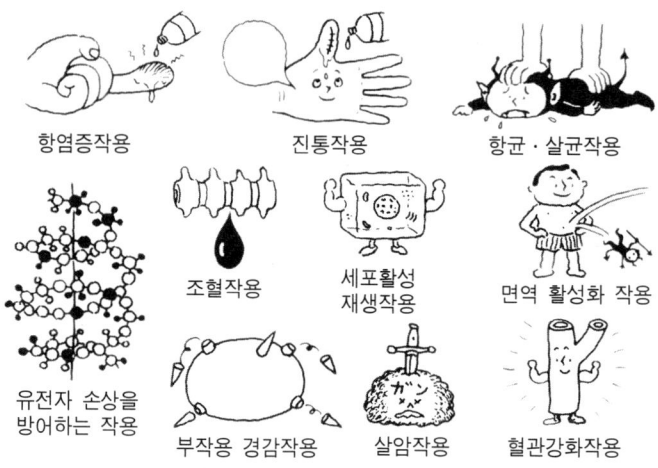

항염증작용   진통작용   항균·살균작용

유전자 손상을 방어하는 작용   조혈작용   세포활성 재생작용   면역 활성화 작용

부작용 경감작용   살암작용   혈관강화작용

음에 안으로부터 살이 돋아 나와, 차차 아물어 가고, 얼마 후에는 표면에 얇은 피부가 생긴다. 이 과정을 세포 레벨에서 보면, 처음에 돋아 나오는 살은 활발히 증식을 되풀이하는 육아세포(肉芽細胞)라 불리는 것이며, 이 육아세포가 시간의 경과와 더불어 본래의 조직세포로 바뀌어지면서, 상처는 흔적도 없이 완치된다. 그러나 이런 과정이 순조롭게 잘 안되는 경우에는 상처부분에 육아세포가 그대로 굳어져 남게 되며, 그것이 상처의 흔적으로 남게된다. 개복수술을 받은 뒤에나 큰 부상을 입었을 때, 프로폴리스를 복용했더니 상처가 빨리 아물었다든지, 또는 상처 자리가 남지 않고, 깨끗이 나았다고 하는 경험담을 많이 듣는데, 이런 현상은 프로폴리스 성분에 세포의 활동을 활성화하는 작용이 있기 때문이라고 생각할 수 있다.

우리의 몸은 약 60조(兆) 개의 세포로 되어 있다. 그리고 뇌세포 이외의 모든 세포가 각각 항상 새로운 세포로 계속 생겨나고 있으

꿀벌이 주는 최고의 선물 超藥 프로폴리스

며, 몸 안의 모든 세포는 단 3개월 동안에 세대교체를 해버린다는 것이다. 프로폴리스는 이러한 세포의 신진대사를 활발하게 해준다. 예를 들면, 프로폴리스를 복용하고 있었더니, 흰 머리(白髮)에 검은 머리카락이 섞이기 시작했다든지, 원형탈모증이 완치되었다고 하는 체험담은 지금까지 많이 듣고 있다. 이런 작용은 발모능력이 없어졌거나, 머리카락을 검게 하는 색소가 없어졌던 모근(毛根)세포가 프로폴리스의 성분이 세포의 신진대사를 활발히 한 결과, 다시 본래의 검은 머리카락을 생기게 하는 힘을 찾은 결과라 할 수 있다.

조혈 작용

혈액 이상이 원인이 되는 병의 대표격은 철분 부족과 대량의 출혈로 인한 빈혈 이외에 적혈구가 분해되어 버리는 용혈성(溶血性) 빈혈, 조혈비타민이라 불리는 비타민 B16 결핍에 의한 악성 빈혈, 조혈능력 자체의 저하에 의해 생기는 재생 불량성 빈혈 등의 소위 빈혈 증상이다. 이 중 재생 불량성 빈혈에서는 적혈구 뿐 아니라 백혈구, 혈소판의 수(數)도 줄고, 감염증에 걸리기 쉬우며, 출혈이 멎기 어렵게 된다. 또한 백혈구의 감소는 약품에 대한 알레르기 반응, 항암제의 영향, 방사선 피폭 등에 의해서도 생긴다.

혈액은 인체 구석구석까지 산소와 영양분을 공급하는 것은 물론, 몸의 저항력을 담당하는 많은 성분을 가지고 있다. 혈액의 이상은 몸 전체의 질병에 연결되기도 하며, 그것을 악화시키기도 하는 가능성이 있다. 또한 이러한 혈액병의 원인으로서 암, 만성 감염증, 간질환, 내분비질환 외에 위궤양, 치질 등의 출혈이 있는 병인 경우에는 원인질환의 치료와 함께 혈액을 정상 상태로 하게 하는 것이 병 치료에 크게 도움을 준다.

프로폴리스는 세포의 활성화를 촉진시키는 작용을 가지고 있는데, 그 작용은 정상적인 혈액제조 공장인 골수의 세포에도 미친다. 혈액제조에 필요한 미량의 원소를 공급하며, 적혈구와 백혈구, 임파구 등의 세포를 정상화, 활성화하는 등의 효과도 기대되기 때문에 프로폴리스는 혈액 이상이 원인인 병, 또는 그것이 치료에 방해가 되는 병을 개선하는 데 큰 역할을 하고 있다.

혈관 강화 · 혈행 개선 작용

고혈압과 뇌혈관 장해, 심질환의 근본적 원인이라고 생각되는 것에 동맥경화가 있다. 지금까지 동맥경화는 콜레스테롤 등의 지방질이 동맥 내부세포 벽에 부착됨으로써 생긴다고 생각하고 있었다. 그래서 혈액 속에 콜레스테롤을 보내는 역할을 하고 있는 LDL(저밀도 '리포' 단백질)은 혈관 벽에 콜레스테롤을 모으는 악질 콜레스테롤이라 불렸다. 그러나 최근의 연구에서 동맥경화를 일으키는 근본 원인은 바로 산화력이 극히 강한 산소분자인 활성산소에 있다는 것을 알게 되었다. 활성산소의 공격으로 그 성질이 변한 LDL이 대형 백혈구인 마크로퍼지에 흡수되어, 포말(泡沫)세포라는 것을 만들어 동맥 속에 축적되는 것이 동맥경화의 직접적인 메카니즘이었다.

프로폴리스는 그 항산화 작용에 의하여 활성산소에 대항하며, 동맥경화가 악화되는 것을 억제함과 동시에, 세포활성화 작용에 의하여 혈관자체를 부드럽고 튼튼하게 해준다. 그런데 건강유지를 위해서 매일 소량의 프로폴리스를 복용해오던 중, 거미막하출혈(뇌 표면 혈관이 터져서 피가 이 막 아래의 공간에 흘러드는 것)의 발작을 일으킨 사람이 있었다. 다행히도 생명에는 탈이 없었으나, 그 사람을 치료하고 각종 검사를 한 의사는 "이 상태라면 이미 3년 전에 치명적인 큰 발작을 일으켰어도 이상할 것 없다."고 했다는 것이다. 그 사람 자신도 이전부터 머리가 아프고 현기증이 나는 자각증상이 있었다는데, 아마도 프로폴리스를 복용했었기 때문에 약해졌던 혈관이 강화되어, 3년 동안이나 발작하는 것을 멈추게 한 것이 아닌가 했다. 그리고 그 후 순조롭게 회복되어 사회 복귀를 한 그 사람은 현재는 뇌출혈이 있은 후에 오는 후유증도 없이, "프로폴리스 덕분에 목숨을 건졌다."고 하며 건강한 생활을 되찾고 있다.

살암(殺癌) 작용

프로폴리스 성분에 암세포를 죽이는 작용을 하는 것이 들어있다는 것은 과학적으로 입증되어 있다. 특히 그 성분은 세포가 분열되고 증식하는 때에만 작용한다는 연구보고가 있는데, 이것은 활발한 증식을 되풀이하는 암세포에 대해서만 커다란 데미지를 주고, 다른 정상적인 세포에 대한 영향은 극히 적다는 것을 보여주고 있다.

또한 암의 치료법의 한 예로써, 면역요법이라는 것이 있는데, 이것은 사람 몸에 원래 있는 면역력을 높이고, 환자 자신의 저항력에 의해서 암과 싸우게 하는 것이다. 현재는 '바이오 테크놀로지'의 기술에 의해서 '인터페론' '모노그로날 항체'(암세포만을 직접 공격하는 '미사일' 요법에 쓰이는 것), TNF(종양괴사인자=腫瘍壞死因子)와 같은 BRM(생물학적 응답 조절 물질)이 만들어지고 있으며, 암에 걸린 사람에게 투여(投與)하려는 시도가 계속되고 있다. 이런 물질의 투여에 의한 면역요법은 특히 화학요법과 방사선 치료와 상승적으로 작용하여, 암을 죽이는 효과를 높일 것으로 기대되고 있다. 프로폴리스가 암세포의 발육을 저지한다고 하는 것은 면역작용을 강화함으로써, 이런 BRM과 동등한 작용을 하기 때문이라고 할 수 있다.

항암제의 부작용 경감 작용

항암제로는 암세포에 직접 작용하여 장애를 주는 타입과 몸의 면역을 강화하여, 간접적으로 항암 효과를 만들어내는 BRM이 있다. 그러나 모두 강력한 작용을 하는 약제이기 때문에, 암세포뿐만 아니라 정상적인 세포에까지 영향을 주는 것이 많다는 결점이 있다. 더구나 항암제를 사용한 화학요법에서는 여러 가지 약을 같이 사용하는 것이 일상적으로 되어 있기 때문에, 서로 다른 항암제가 일으키는 부작용도 상승적인 것이 되고, 환자의 '퀄러티 오브 라이프'(QOL)에 심각한 그림자를 던지게 된다.

항암제와 병용하여 프로폴리스를 복용했더니, 당연히 일어나던 부작용이 가벼웠다던가, 혹은 전혀 일어나지 않았다는 체험담이 있다. 오히려 프로폴리스를 복용하고 있는 환자로서 이런 경험을 해보지 않은 사람이 적다고 할 수 있겠다. 항암제의 작용을 없애버렸다고 하는 것은 있을 수 없다. 따라서 이런 부작용 경감작용은 프로폴리스가 가지는 진통(鎭痛)작용과 세포활성화 작용, 조혈작용, 그리고 이 밖의 많은 작용이 종합적으로 일어나, 전신(全身)상태를 개선했다는 것이 가장 자연스러운 생각일 것이다.

유전자 손상(遺傳子損傷)을 막는 작용

유전자의 손상이 우리에게 커다란 영향을 미치게 한다는 것은 말할 나위도 없다. 손상을 받은 유전자는 정상적인 형태와는 다른 세포와 단백질을 낳고, 이것들은 우리들의 건강을 적지 않게 위협하는 존재로 된다. 그 대표적인 예가 악성인 암을 비롯한 종양(腫瘍)이다.

악성인 암과 종양의 발생에는 여러 가지 원인이 있는데, 정상적인 세포가 암으로 변하는 계기는 모든 세포의 핵(核)에 있는 유전자 DNA에 상처가 생기기 때문이라는 것을 알고 있다. 양성인 종양은 상처의 정도가 가볍지만, 악성의 도수 높은 암세포는 이런 상처가 겹치는 몇 단계의 악성화 과정을 이미 경과한 것으로 생각되고 있다. 일반적으로 암의 원인으로 생각되는 것은 담배, 식품 첨가물 등에 포함되어 있는 발암물질과 활성산소, 방사선과 환경오염의 영향과 약해(藥害), 스트레스 등으로, 모두 이 유전자에 상처를 입히는 작용을 가진다고 생각되고 있다. 이러한 원인에 의해서 손상을 입은 유전자가 올바르게 회복되지 못하고, 상처가 세포의 분열과 더불어 증폭되게 되면, 암으로의 '프로세스'가 시작된다.

프로폴리스는 활성산소 등 유전자에 나쁜 영향을 주는 물질이 생기는 것을 억제함과 동시에 세포를 활성화, 강화하여 이러한 물질의 영향을 최소한으로 하는 작용을 가지고 있다. 이런 작용에 의하여 "프로폴리스를 복용하였더니, 암이 재발되지 않았다."고 하는 체험담이 나오고 있는 것으로 생각되며, 또한 건강한 사람이 암에 걸리지 않도록 하는 대비책으로서도, 프로폴리스는 커다란 의미를 가지고 있다고 생각된다.

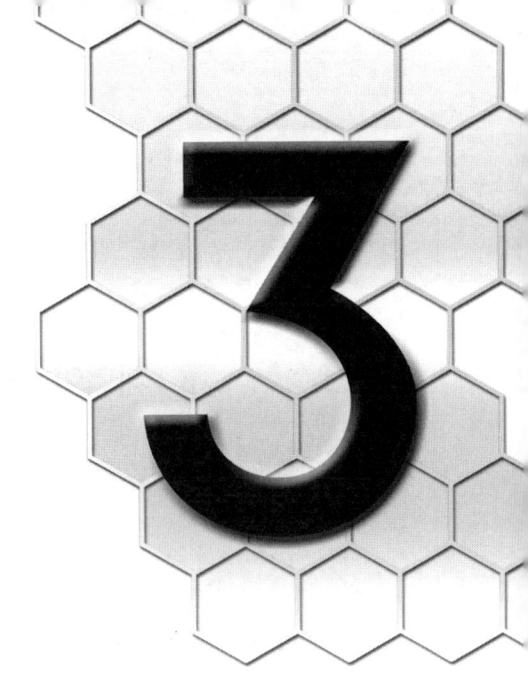

3

프로폴리스와 함께 싸우자

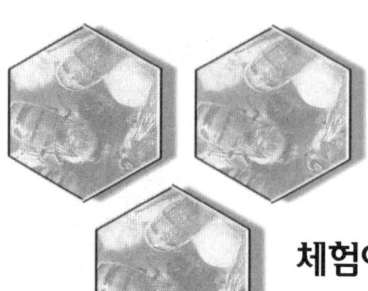

체험이 증명하는 폭넓은 효과

항암 효과만이 아닌 프로폴리스

이상과 같이 우리에게 있어서 극히 의의가 큰 데다, 폭넓은 작용을 하고 있는 프로폴리스인데, 실제적인 질병과 관련해서 볼 때, 그 효과는 어떤 것일까.

현재까지 출판된 많은 책이 프로폴리스의 항암 효과를 커다란 '테마'로 해왔다. 프로폴리스 연구를 하고 있는 의학자, 약학자들의 흥미도 대부분이 여기에 쏠리고 있다. 조기 발견을 할 수 있으면, 암은 지난날처럼 불치의 병이라고는 하지 않게 되었지만, 암은 여전히 일본인의 사망원인 제1위를 차지하는 무서운 병이다. 현대 의학계의 최대 과제가 암 정복이라고도 할 수 있기 때문에, 프로폴리스에 대한 흥미가 항암 효과에 집중되는 것도 당연하다면 당연한 것이겠다.

그러나 여기까지 이 글을 읽어온 분이라면, 프로폴리스가 암에만 효과가 있다고는 생각하지 않을 것이다. 먼저 글에서 소개한 바와 같이 프로폴리스에는 다종다양한 작용이 있다. 이것들이 종합적으로 작용을 하면 암뿐만이 아니라, 우리를 일상적으로 괴롭히는 굉장히 폭넓은 병에 대한 효과를 기대해도 될 듯 싶다. 실제로 프로폴리스의 효과를 보았다는 병은 암과 종양, 3대 성인병이라고 하는 고혈압, 당뇨병, 간질환, 알레르기성 질환 등 난치병에서부터 감기, 무좀, 습진 등의 극히 일반적인 증상에까지 이르고 있다. 특히 현대 의학으로서도 원인을 알 수 없어, 근본적인 원인치료를 못하고 대증요법(對症療法)만을 하고 있는 병에 대해서도 효과를 보이는 점에 주목해야 할 것이다.

즉효성이 커다란 장점

프로폴리스의 특징으로 한방약과 그 밖의 건강식품에서는 볼 수 없는 '즉효성'이 있다고 한다. 통증과 부기, 열 등의 증상과 감기 등의 비롯한 병에는 놀라울 정도로 빠른 효과를 나타낸다는 것이 많은 체험담에서 나타난다. 만성적인 성인병 등에 대해서는 병세의 급격한 변화를 볼 수 있다고는 할 수 없지만, 계속하여 복용하고 있는 중에 확실히 체질이 개선되고, 착실히 건강을 되찾게 되었다는 얘기도 많다.

예를 들면 프로폴리스를 계속 복용하면서 병원에서 매월 정기검진을 받으면, 그 검사 결과 병이 극복되어 가는 단계를 어느 정도 실감하게 될 것이다. 그리고 언젠가는 증상이 호전되어 약의 양을 줄이게 되며, 줄여도 몸의 '컨디션'은 점점 좋아져, 자연히 병원에 갈 필요도 없다고 할 정도로 건강을 찾을 수 있게 된다.

물론 이런 병을 프로폴리스가 개선하는 '메카니즘'이 과학적으로 설명되어 있지는 않다. 이것은 어디까지나 내 귀에 들려오는 "이런 병 치료에 효과가 있었다"고 하는 체험담이 많은 것으로, 그 가능성을 말하고 있는 것이다. 따라서 그 효과가 의학적(서양)으로 인정된 것은 아니지만, 그렇다고 해서 병 치료와 개선에 공헌한다는 사실을 굳이 간과할 필요도 없다고 생각한다. 극단적인 얘기를 한다면, 현대의 최첨단 의학이라 할지라도, 100%의 확률을 가지는 치료법으로 확립되어 있는 의료기술과 약품의 수는 결코 많지는 않을 것이다.

서양의학, 동양의학, 민간요법, 그리고 프로폴리스 같은 것을 막론하고, 병의 개선에 하나라도 좋은 영향을 줄 가능성이 있는 것이라면, 그것을 점진적으로 파악하는 것이야말로 의학, 약학의 진보를 가져오게 하는 것이 아닌가 한다.

최근에는 암을 비롯한 병으로 고생하는 많은 사람들, 또는 이런 사람들의 치료현장에 있는 의사와 간호사들 속에서도 프로폴리스에 관심을 갖는 사람이 많아졌다. 조금 묘한 얘기 같지만, 병을 극복한 환자의 권유로 프로폴리스를 복용하고 있다는 간호사를 많이 알고 있다. 간호사들이란 긴장 상태로 매일 일하는 직업인데, 프로폴리스를 복용하게 된 후 씩씩하게 모든 일을 해 낼 수 있게 되었다고 한다. 이와 같이 프로폴리스는 실제로 병에 걸려있는 사람이나, 병에 걸리기 쉬운 사람뿐만이 아니라, 건강한 사람들도 꼭 복용했으면 한다. 이렇게 하는 것은 혹시 걸릴 수 있는 병의 발생을 억제하며, 또는 걸려도 가벼운 것으로 하여, 건강한 나날을 오래오래 유지하게 할 수 있기 때문이다.

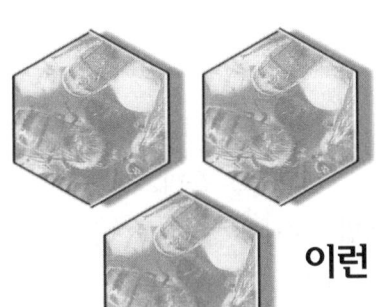

이런 병에는 프로폴리스를 권한다

순환기계

순환기는 영양분과 산소 등을 신체 내 각처에 운반하는 역할을 하는 기관이며, 심장을 비롯한 혈관과 임파절, 임파관 등을 가리킨다. 따라서 순환기계의 병인 경우에는 협심증, 심근경색, 심부전을 비롯한 각종 심장병과 동맥경화증, 고혈압증, 저혈압증 등의 병과 상피병(象皮病) 등, 임파계의 장해 등이 포함된다.

나에게 보내 오는 체험담에 의하면, 프로폴리스는 동맥경화증, 각종 심장병, 고혈압증, 또는 해리성 대동맥(解離性 大動脈) 등 순환기계통의 많은 질병에 대한 개선효과가 있었다고 한다. 이런 병세가 개선되어 가는 과정에는 어느 정도 시간이 걸리는 것은 확실하지만, 그 동안에도 병이 나아지고 있다는 실감을 가질 수 있다는 것이 프로폴리스의 특징이다. 예를 들면 고혈압증인 사람은 두통, 뻐근해진 어깨 등의 증상으로 고통을 받고 있는 사람이 많지만, 프로폴리스를 복용한 후로는 우선 고민하던 두통이 없어졌다던가, 어깨가 가벼워졌다는 얘기를 많이 듣는다. 실제로 혈압을 재어보면, 내렸다고 할 정도는 아니지만, 일상적이었던 증상에서 해방되게 해 준다는 것이다.

소위 혈압 강하제라는 약은 한번 복용하기 시작하면, 평생을 계속적으로 복용할 각오가 필요하다고까지 한다. 그러나 프로폴리스를 복용하면서 병 증상이 가벼워짐과 동시에, 혈압강하제의 양을 서서히 줄여가며, 끝내 의사로부터 "약을 복용할 필요가 없다"는 선언을 받은 사람도 있다.

호흡기계 · 이비인후계

호흡기계의 질환으로는 소위 감기, 인플루엔자, 만성 및 급성 기관지염과 폐렴, 폐결핵, 폐기종증(肺氣腫症) 등이 있다. 어린이에게 많은 기관지천식은 '알레르기'성 질환이라 하는 것이 정확하겠지만 호흡기에 증상이 일어나는 것을 생각하면, 이 '그룹'에 포함시켜 생각할 수도 있겠다. 이런 병들은 프로폴리스의 살균, 항균 작용에 의하여 방지할 수 있다는 것과 동시에, 증상이 나타난 후에도 프로폴리스는 조속한 치료에 공헌할 것이다.

한편, 이비인후계 질환은 비염(鼻炎), 인두염(咽頭炎), 부비공염, 중이염, 외이염 등의 염증이 있는 증상을 중심으로, 프로폴리스의 항염증 작용에 의한 효과가 기대된다. 1971년 모스크바에서 열린 제23회 국제양봉회의에서 한 체코슬로바키아 이비인후과 의사가 프로폴리스는 외이염, 중이염, 궤양성 구내염, 편도염, 만성 인두염, 만성 비염 등에 효과가 있었다고 보고했다. 일본에서는 두 차례의 수술을 했어도 완치되지 않은 축농증으로 오랫동안 고생해 오던 어린이의 증상이 완치되었다던가, 편도선이 부었을 때 프로폴리스의 약한 용액으로 양치질을 했더니, 즉시 열이 내렸다고 하는 체험담 등이 많이 들려오고 있다.

소화기계

넓은 의미에서 소화·흡수를 담당하는 기관이라고 한다면, 입 안으로부터 인후, 위장, 항문까지를 생각할 수 있다. 물론 여기에서 일어나는 질환도 한마디로는 모두 말할 수 없을 만큼 종류가 많은데, 많은 사람을 괴롭히는 증상은 역시 염증이 있는 것일지도 모른다. 체험담에 의하면, 프로폴리스는 구내염과 설염, 치주염, 위염, 십이지장염, 위장의 궤양, 각종 대장염 등에 효과가 있었던 것 외에 입내(口臭)를 없애고, 치통이 멈추었다던지, 간접적으로 소화에 관한 장기(臟器)의 병-간염, 간경변, 담낭염 등-에도 효과가 있었다 한다.

이들 중에서 구내염 증상은 프로폴리스의 효과를 실제로 느끼게 해준다. 통증이 심한 데다 완치가 매우 어려운 구내염이지만, 프로폴리스 액을 바르면, 민감한 사람이면 그야말로 놀랄 정도로, 환부에 막이 덮힌 듯한 상태가 되고, 씻은 듯이 통증이 사라진다. 또한 위와 장에 생긴 '폴립'에 관해서도 많은 체험 예가 있으며, 그 대부분은 프로폴리스를 대량으로 계속 복용함으로써, 약 1개월 후에는 '폴립'이 흔적도 남기지 않고 없어졌다고 얘기하고 있다.

비뇨기계 · 생식기계

비뇨기계 병 중에서 프로폴리스의 효과가 있었다는 사례가 가장 많은 것은 방광염, 요도염 등의 감염증이다. 이러한 증상은 좀처럼 완치되기가 어렵고, 일단 증상이 가라앉아 좋아졌다 해도, 기후 변화를 비롯한 갖가지 요인으로 재발이 되풀이된다. 그러나 나는 프로폴리스를 복용하게 된 후, 어느덧 방광염으로 고통을 받는 일이 없어졌다는 체험담을 많이 들어왔다. 많은 사람들이 방광염의 치료를 목적으로 프로폴리스를 복용하기 시작한 것은 아니지만, 다른 병의 개선을 목적으로 또는 건강유지를 위해 프로폴리스를 복용하고 있는 중에 "요즈음은 방광염이 일어나지 않는다"고 느끼는 듯 싶다. 이런 자연스러운 효과도 프로폴리스의 커다란 특징일 것이다.

이밖에 프로폴리스가 신장(腎臟)의 '폴립' 과 감염증, 만성신염, 전립선 비대 등에 효과가 있었다는 체험담도 많이 들린다.

피부병계

항히스타민제, 스테로이드제 등의 강력한 약품을 사용해도 좋아지지 않는 습진과 헐어버린 피부가 프로폴리스를 바르면 쉽게 치료된다는 얘기를 많이 듣는다. 많은 체험담에는 일단 환부가 열을 띠고 빨갛게 붓지만, 곧 부기가 없어지고, 3~4일이면 완치된다는 것이다.

내 주위에도 아토피성 피부염으로 고생하며, 스테로이드제를 끊으려고 약 사용을 중지하지만, 너무 심한 재발에 견딜 수 없어 다시 스테로이드제에 의지해 버리는 악순환을 되풀이했던 20대의 여성이 있었다. 이 사람이 프로폴리스를 만나 아토피성 피부염과 싸워 이길 것을 결심한 후, 수개월은 그야말로 격렬한 싸움의 연속이었다. 놀랍게도 결과가 보람이 있어, 지금 그 사람은 아름다운 피부를 가지고 있다. 자극이 적은 화장품을 사용하면, 옅은 화장도 할 수 있게 되었다고 환히 웃는 얼굴로 말했다.

여성에 있어서 프로폴리스의 피부 미백 효과, 기미 없애는 효과, 또는 주름 없애는 효과도 주목되는 것이다. 이런 개선 효과는 프로폴리스의 성분이 피부의 세포를 활성화하기 때문에 이루어진다고 본다. 프로폴리스를 접하기 전에는 과민성 피부로 인해 화장품을 전혀 사용하지 못했는데, 복용한 후부터 신경을 쓰지 않고 사용하게 되었다고 한다. 이 여성이 최근에는 피부가 투명하고, 몰라보게 하얗게 되는 등 화장을 할 필요조차 느끼지 않게 되었다고 한적이 있다.

또한 프로폴리스는 손, 발 등의 동상과 터진 상처, 화상, 햇볕에 탄 부위, 욕창, 사마귀, 티눈 등의 피부 증상 외에, 방사선을 쪼인 것과 '알레르기'를 원인으로 하는 피부염, 대상포진(帶狀疱疹)에도 효과가 있었다는 체험담이 있다. 보통의 경우라면, 신경 블록 등의 조치가 필요할 정도로 심한 대상포진(帶狀疱疹)의 통증도 프로폴리스를 복용하고 동시에 환부에 바르면, 그런 조치를 하지 않아도 될 정도로 통증이 멎었다고 한다.

정신적인 병

최근에는 스트레스를 느끼지 않는 사람이 거의 없을 만큼, 많은 사람이 정신적인 중압을 받으며 생활하고 있다. 실로 현대병이라고 할 수 있는 것이 스트레스인데, 이 정신적인 증상은 어깨와 허리의 통증, 전신의 피로감, 권태감, 안질 등 육체적인 증상을 일으키며, 여기에 신경성 위염으로부터 발전한 위궤양, 암에까지 이른다고 한다. 고혈압, 심장병, 당뇨병, 류마티스, 위염, 동맥경화 등의 발병도 스트레스와의 관련을 부정할 수는 없을 것이다. 또한 스트레스는 탈모와 백발, 피부가 거칠어지는 원인으로 작용한다. 이렇게 생각하면 현대인의 주요 발병 원인의 대부분이 '스트레스'와 관련되어 있다해도 과언이 아니다.

스트레스 해소에 효과가 있다고 알려진 것은 프로폴리스의 향기

(좋은 냄새)이다. 이 향기에는 삼림욕 성분이라고도 불리는 '피톤치드(Phytoncide)'가 함유되어 있으며, 이것을 흡입하는 것은 '아로마 테라피(Aroma-therapy:방향 요법)'적인 효과를 가져온다. 수면제를 사용하지 않으면 잘 수 없었던 사람의 머리맡에 프로폴리스가 든 병을 놓고, 그 향기를 맡은 후에 잠자리에 들도록 했더니, 그 뒤에는 약에 의지하지 않고서, 충분한 수면을 취할 수 있게 되었다는 것이다. 또한 정신 안정제적인 효과를 얻으려면, 마음이 초조해 졌을 때, 프로폴리스가 든 병에 코를 대고 심호흡을 한다는 사람도 있다. 더욱이 프로폴리스를 복용함으로써, 어린이부터 어른까지 '스트레스'성의 위염과 설사 같은 증상이 멎는다고 한다.

최근에는 서양식 식사의 영향도 있어, 갱년기 장애의 증상이 심해지는 경향에 있다. 정신적인 조울증상 등이 있는 경우에도 프로폴리스의 효과가 기대된다. 또한 소위 과식증과 거식증 같은 증상도 정신적인 '스트레스' 등에 기인한다고 생각된다.

암

암에 대해서는 다음 장(제4장)에서 상세히 기술하겠지만, 하여튼 암은 1981년이래, 일본인의 사망원인 제1위를 계속 차지하고 있는 병이다. 암에 의한 사망은 활동 적령기의 연령층을 위협하는 병인만큼, 그 증가는 심각한 문제라고 할 수 있다.

암을 극복하기 위해서는 정기적인 검진에 의한 조기발견이 최선임에 틀림없다. 그러나 불행히도 암에 걸려버린 경우에는 외과적인 치료(부분절제), 화학적인 치료(항암제의 투여), 방사선 치료 등을 배합한 복합적(複合的)인 요법을 하게 된다. 또한 면역요법과 유전자 치료 등의 새로운 치료법도 개발되고, 시험을 하게 되었다.

이런 여러 가지 치료법은 하루가 다르게 진보를 계속하고 있지만, 최근에는 환자의 '퀄러티 오브 라이프'(QOL)를 더욱 중시하는 입장을 취하고 있다. 프로폴리스는 암세포를 죽이는 작용은 물론, 부작용의 경감(輕減)과 면역의 강화, 치료 중 또는 치료 후의 QOL 개선에 크게 공헌할 것으로 기대하고 있다.

부인과계(婦人科系)

자궁 근종(筋腫)과 부정(不正)출혈, 생리통, 질(膣)염, 유선증(乳腺症), 또는 갱년기 장애 등 여성 특유의 병은 많다. 이와 같은 병은 세균감염 이외에, 호르몬의 밸런스가 적정하지 못한 것이 커다란 원인으로 되어 있으며, 그 개선이 예방을 위한 대전제가 된다고 할 수 있다. 프로폴리스에 의한 체질개선 효과는 '호르몬 밸런스'의 정상화에도 영향을 미칠 것이다. 프로폴리스 복용을 시작했더니, 여태까지 불규칙이었던 생리가 순조로워졌을 뿐만 아니라, 끌지 않고 깨끗이 끝나게 되었다고 하는 사람도 있다. 이 사람의 경우, 특히 피로가 쌓였을 때의 생리는 분비물이 보이며, 오래 지속되고, 생리통이 있을 때가 많았다고 한다.

또한 "자궁 근종, 유선증이 프로폴리스를 복용했더니 없어졌다"고 하는 놀랄 만한 체험담도 많다. 이러한 병적인 세포는 이상한 형태로 분비되는 '호르몬'에 의존하여 존재하는 경우가 많다고 한다. 호르몬이 정상상태로 돌아가고, 여기에 프로폴리스가 가지는 여러 가지 효과가 겹치기 때문에, 결코 기적이라고만 말할 수 없는 것인지도 모른다.

외상(外傷), 외용약(外用藥)으로의 활용

프로폴리스는 베인 상처와 화상, 좌상(挫傷), 염좌(捻挫)를 비롯한 증상에 외용적인 사용을 하면 치료를 촉진하는 효과가 대단히 높다고 한다. 예를 들면 만약 크게 베었을 경우, 화상을 입었을 경우 등, 환부에 프로폴리스 액을 바른 경험이 있는 사람은 모두 그 순간의 통증과 쓰라림에 당황했다고 한다. 그리고 이 통증이 금방 사라지고, 동시에 출혈도 멎는 데 놀랐다고 한다. 또한 화상을 입으면, 치료 후에도 보통 흔적이 남는데, 프로폴리스 액을 발라 놓았더니, 거의 흔적을 알 수 없을 만큼 깨끗이 치료되었다는 사람도 있다.

특히 효과가 큰 경우가 개나 고양이에게 물렸거나, 할퀴었을 때의 상처와 말벌, 지네에 물린 상처이다. 이런 경우에는 상처에 대량의 잡균과 독소가 들어가서, 화농하는 경우가 많기 때문에, 치료에 많은 시간이 걸리며, 때로는 완치되기까지 수개월이 걸리는 경우가 있다. 최근 프로폴리스의 광장의 여성회원이 "고양이가 할퀸 곳에 프로폴리스를 발랐다."고 했다. 손등의 상처를 보았더니, 거의 나아가고 있으며, 약간 흔적이 남아있는 정도였는데, 이 상처를 입은 것이 1주일 전이라고 했다. 할퀸 순간에는 살 속까지 완전히 보이고, 손 전체가 퍼렇게 부어오를 정도의 깊은 상처였다. 그래서 그 여성은 '쓰리겠지' 생각하며, 용기를 내어 프로폴리스 액을 발랐다고 한다. 그랬더니 즉시 아픔이 없어졌는데, 잠시 후 다시 아픔이 오자, 또 한 번 프로폴리스를 발랐다. 이것을 되풀이했더니, 아프지 않게 되었다고 한다. 그리고 며칠이 지난 후 상처는 완전히 아물고, 2∼3년 이전에 역시 고양이가 할퀸 자리와 분간할 수 없는 상태가 되어 있었다.

"여태껏 몇 번이나 할퀴고 물린 적이 있었는데, 이렇게 빨리 완치

꿀벌이 주는 최고의 선물 超藥 프로폴리스

된 것은 처음이고, 믿을 수 없다." 이것은 그 여성의 솔직한 심정인 것이다. 그러나 프로폴리스가 가지는 살균작용과 세포활성화 · 재생 작용의 효과가 발휘되었다면, 이것도 그리 이상한 것은 아니다.

이 밖의 병

제2장에서 소개한 것과 같은 프로폴리스의 작용이 종합적으로 작용한다는 것을 생각하면, 프로폴리스의 효과가 있다고 생각되는 증상은 여기에 모두 말할 수 없을 정도로 많다. 사실상 많은 사람의 체험담이 그 효과의 폭이 넓다는 것을 증명하고 있다.

예를 들면, 감기 하나를 말해도 '바이러스' 감염에 의한 '인플루엔자'의 예방은 물론, 만약 감기에 걸렸을 때의 증상—기침, 목이 붓고 아픔, 콧물, 열 등—도 프로폴리스의 항염증 작용과 면역 활성화 작용을 비롯한 작용이 신속히 완화해 줄 것이다. 체험담에 의하면 이밖에도 프로폴리스는 대사계(代謝系)의 문제가 원인이 되는 당뇨병, 만성 류마티스 등의 고원병, 꽃가루증, 아토피성 피부염, 알레르기성 피부염 등의 '알레르기'성 질환에도 효과가 있다는 것이다.

건강유지

프로폴리스가 서양의학 약품과 크게 다른 것은 건강한 사람이 먹으면, 건강에 공헌한다는 점이다. 아주 건강한 사람이 프로폴리스를 먹었을 경우에는 그 효과를 좀처럼 느끼지 못할 것이다. 그러나 아침 잠에서 깨었을 때 상쾌하며, 술을 마셔도 숙취가 없어지는 등 무언가 개선효과는 반드시 찾을 수 있을 것이다. 프로폴리스를 계속해서 먹는 것이 결코 허사는 아닐 것이다.

암과 싸우면서 프로폴리스를 먹고, 그 암을 완전히 극복한 사람이 그 후에도 건강유지를 위해 프로폴리스를 계속 먹었다고 한다. 수개월 후 그 사람이 전화로 "아침부터 허리가 아파서 움직일 수 없다."고 하는 것이다. 얘기를 들어보니 약 3년 전에 넘어져 허리를 다친 일이 있다고 했는데, 최근 1~2년은 통증을 느끼지 않았으나, 날씨가 좀 추우면 가끔 다리에 쥐가 일어나는 듯한 느낌이 있다고 했다. "어쩌면 프로폴리스가 그것을 치료 중에 있는지도 모르겠군요." 했다. 며칠 후 다시 전화가 와, 지금은 허리통증이 완전히 없다고 했다. 그 이후 그 사람은 허리통증은 물론, 다리에 쥐가 나는 것도 일체 느끼는 일이 없다고 한다. 또한 유방암을 극복한 사람이 계속해서 프로폴리스를 먹었더니, 전부터 있었던 자궁 근종이 자연히 없어져 버렸다고 하는 예도 있다.

특히 무거운 병을 가지고 있지 않더라도 건강유지를 위해서 프로폴리스를 먹었더니, 혈압과 혈당치가 내렸다던가, 생리불순이 개선되었다고 하는 예는 일상적인 것이라고 할 수 있다. 건강하다고 생각하고 있는 사람이 계속적으로 먹음으로써, 이런 부차적인 효과가 나타난다는 것이 프로폴리스의 특징이다. 아마도 프로폴리스는 체내에 어떤 좋지 못한 곳은 없는지, 항상 예리하게 찾아다니는 것이 아닌가 싶다. 이렇게 하여 어딘가 건강치 못한 곳을 발견하면, 즉시 그곳을 정상 상태로 만들기 시작하는 것이라 생각한다. 이와 같이 프로폴리스는 체내의 어떤 이상을 감지하고, 본인이 알아차리지 못할 수 있는 작은 이상을 정상으로 이끌어 주는 것이다. 그렇기 때문에 나는 건강한 사람이야말로 프로폴리스를 계속 복용해야 한다고 생각한다.

(추가) 애완동물의 건강에도 프로폴리스를

프로폴리스의 효과가 사람들에게만 나타나는 것은 아니다. 실제로 애완동물인 개나 고양이에게 프로폴리스를 섞어서 먹인다는 사람이 많다. 만약 프로폴리스가 화학적으로 합성된 약품이라면 민감한 동물들은 혼합된 것을 먹으려 하지 않을 것이다. 그러나 프로폴리스는 개나 고양이들도 좋아하는 모양이다. 프로폴리스가 들어있는 것을 잘 먹을 뿐 아니라, 프로폴리스를 바른 손을 고양이가 와서 핥는 경험을 나도 하고 있다.

열 한 마리의 고양이를 기르는 한 여성은 그들에게 들어가는 의료비(醫療費)가 적지 않다고 했다. 얘기를 들어보니 '애완동물' 치료에는 보험제도가 없기 때문에, 매달 약 2만 5천 엔의 비용이 들었다고 한다. 그러나 프로폴리스를 섞어서 먹이게 된 후에는 고양이들이 건강해지고, 의료비가 전혀 들지 않는다고 했다. 질 좋은 프로폴리스는 결코 값싼 것이 아니기 때문에 고양이에게 프로폴리스를 먹인다는 것은 지나친 느낌도 있지만, 그 여성으로서는 지금까지의 의료비에 비하면 오히려 싼 것이다. 최근에는 먹이가 고영양화 된 탓인지, 고양이가 대장염, 고혈압, 지방간(脂放肝) 등 사람 못지 않은 병에 걸리는 예가 많아지고 있다고 하는데, 사랑하는 고양이를 위해서 이 여성과 같은 생각을 하는 사람도 많을 것이다.

또한 어느 여성은 열네 살인 개에게 프로폴리스를 먹이고 있다. 열네 살이면 개로서는 고령이지만, 그만큼 긴 세월을 같이해 준 '애완동물' 이기에 하루라도 더 오래 함께 있고 싶어서였다고 한다. 그 결과 현재 그 개는 이빨도 좋고, 털 색이 좋으며, 피부병에도 걸리지 않았고, 매우 건강하게 살고 있다고 한다.

프로폴리스와 함께 싸우자

이 밖에 고양이의 눈꼽이 없어졌다던가, 싸워서 상처를 입은 고양이에게 먹였더니, 치유가 빨랐다는 얘기도 있다. 개나 고양이뿐 아니라 새, 열대어, 금붕어에도 효과가 있다고 한다. 프로폴리스의 빈 병을 열대어가 들어있는 물에 넣어두었더니, 거의 죽어가던 열대어가 원기를 찾고, 몸에 생기가 돌았다고 했다. 또한 동물뿐만이 아니라, 꽃병의 물에 프로폴리스를 한 방울 넣으면, 꽃이 오래가며, 관엽식물 화분에 프로폴리스가 든 물을 주면, 놀랄 만큼 잘 자란다. 또한 프로폴리스 빈 병을 냉장고 야채실에 넣어두면, 상추가 오래도록 싱싱한 채로 있다는 거짓말 같은 사실도 있다. 즉, 프로폴리스는 사람뿐만 아니라, 동물 식물 등 모든 생명에 활력을 주는 효과를 가지고 있다고 할 수 있다.

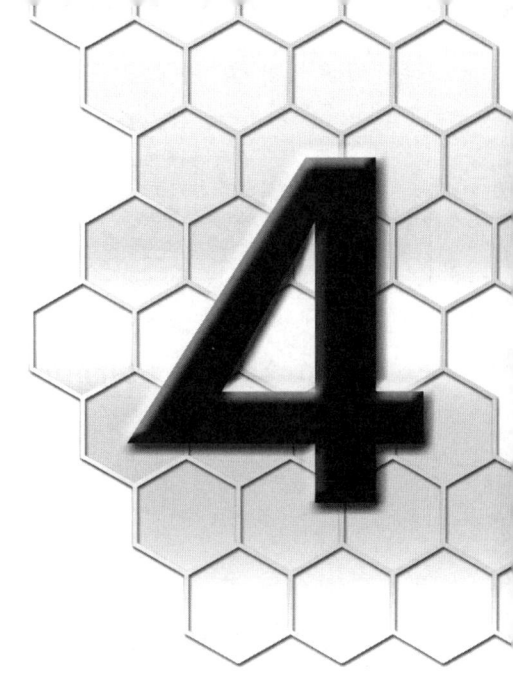

4

프로폴리스로 암을 극복하자

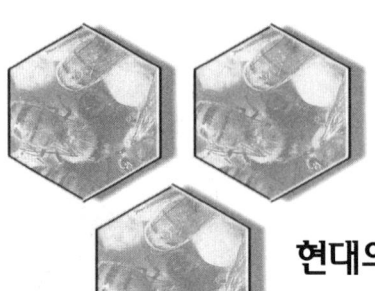

현대의학이 실현한 항암요법

약 91만 명이 투병 중

일본 후생성(厚生省)이 종합한 '1993년 환자조사'에 의하면, 전국의 암환자 수는 90만 8천 명으로 집계되었다. 또한 다음해인 1994년, 암에 의한 사망자수는 24만 3천 명 남짓으로 되어있다. 이 수치는 이 해에 사망한 사람의 약 28%를 차지하며, 그 비율은 매년 증가하고 있다. 암에 의한 사망자의 내역을 보면, 최근에는 남녀 모두 위암에 의한 사망자가 줄어드는 경향이다. 여성이 자궁암에 의한 사망 수도 적어진 것을 보면 암에 의한 사망자 수 자체가 적어지는 듯 싶으나, 남성에 대해서는 폐암, 간암, 결장(結腸)암 등의 사망 수가 증가하고 있으므로, 전체적으로 암에 의한 사망은 증가하고 있다. 현재로서는 암에 걸리는 사람의 수를 연간 약 50만 명으로 보고 있는데, 암이 오늘날에는 꼭 불치의 병은 아니지만, 여전히 심각한 병이라는 것에는 틀림이 없다.

만약 자신이 암을 선고받았다면……, 또는 혹시 가족이 암이라 진단되었다면…….

이것은 환자 본인의, 그리고 그 가족의 운명마저 한번에 변화시키는 대 사건임에 틀림없다. 진단이 내려지는 그 순간부터 본인은 물

꿀벌이 주는 최고의 선물 超藥 프로폴리스

론 가족과 주위의 모든 사람을 끌어넣는 길고도 괴로운 암과의 싸움이 시작되는 것이다.

외과적 요법

현대의학이 현재까지 획득한 암과의 투병방법에서 가장 치료 확률이 높은 것은 암의 병소(病巢=병원균이 있는 곳)를 모두 적출해 버리는 외과적 요법일 것이다. 그러나 이 방법은 주변으로의 전이(轉移)상태와 병소가 있는 장소에 따라 가능한 경우에 한해진다. 조기 발견과 적은 병소가 수술에 필요 불가결한 조건이다. 또한 이 방법에서는 원래 인간이 살아가는 데 필요한 기능을 하고 있는 장기(臟器)의 일부, 또는 전부를 절제해 버림으로써, 그 기능을 잃어버리기 때문에 '퀄러티 오브 라이프'(QOL) 즉, 생활의 질이 저하되는 것은 피할 수 없다.

최근에는 극히 초기의 위암, 대장 '폴립' 등을 내시경과 레이저 등을 사용하여, 제거해 버리는 내시경 수술도 하게 되었다. 이 경우 환자의 고통이 적어졌다고는 하지만, 그러한 수술이 취해지는 것은 제한된 경우에 불과하다. 수술 후에 합병증을 발병하거나 기능장애를 일으키는 경우도 있으며, 훗날 통상적인 생활을 보낼 수 있는 기능을 되찾기 위해서 장기간에 걸친 회복이 필요하게 되기도 한다. 지나친 표현이 되겠지만, 유방암 수술로 유방을 잃어도, 인두(咽頭)암 수술로 성대를 잃어도, 그 후의 QOL이 어떻게 되던지 간에 '목숨이 제일'이라는 것이 이 방법이다.

이런 외과적인 요법을 쓸 수 없을 경우에는 화학요법과 방사선요법, 면역요법과 온열(溫熱)요법 등을 하게 된다. 또한 최근에는 유전자 요법을 시도하게 되었다.

항암제

항암제를 사용한 화학요법은 백혈병, 악성 임파종, 고환, 난소종양, 근육종 등에 대해서 비교적 좋은 치료성적을 올리게 되었다. 그러나 항암제만으로 암과 싸울 수 있을 만큼 높은 효과를 얻기에는 이르지 못한 것이 현실이다.

또한 대부분의 항암제는 증식(增殖)하고 있는 세포에 영향을 주는 성질을 가지고 있다. 이 때문에 혈액을 만들어 내기 위하여 증식을 계속하는 골수의 기능까지 억제하는 등의 부작용이 있다. 따라서 항암제를 사용하고 있는 환자는 빈혈과 백혈구의 감소, 혈소판의 감소 등의 증상이 생기게 된다.

현재의 화학요법에는 이러한 약점을 메우기 위해서, 작용 '메카니즘'이 다른 여러 종의 항암제를 배합·투여하여, 높은 효과를 추구하는 다제병용(多制倂用) 요법이 중심으로 되어있는 것 외에, 암세포에만 선택적으로 항암제를 도달시키는 '미사일' 요법에 대표되는 DDS(약물수송계=藥物輸送系) 개발에 의해서 전신적인 부작용을 약하게 함과 동시에, 약제를 암세포에 효과적으로 작용시키는 방법을 채택하게 되었다.

방사선 요법

'코발트' 60과 X선, 감마선, 중성자선 등을 암의 병소에 쬐는 방사선 요법은 암 병소가 굳어지고, 수술로써 절제가 어려운 경우에 효과적이라고 한다. 이 방법은 현재는 외과적 요법과 화학요법, 또

는 온열요법 등이 병용되는 경우가 많으며, 치료 성과도 향상되고
있다.

단, 방사선의 영향이 암 주변의 정상 세포에까지 미치는 것은 불
가피하기 때문에, 역시 부작용이 문제가 된다. 특히 방사선에 의해
백혈구가 파괴되고, 신체내의 면역기능과 항원항체(抗原抗體) 반응
을 나타내지 못하는 상태가 되어 버리면, 암세포가 활동하기 쉬운
환경을 제공해 버리는 본말전도(本末顚倒)의 결과를 가져오게 된다.

면역 요법

최근 주목을 모으게 된 면역 요법은 원래 사람 몸에 있는 면역력
을 높여, 암을 치료하려는 것이다. 면역력을 증강, 조정, 회복시키는
물질은 BRM(생물학적 응답조정물질)로 불리며, 이전에는 '원숭이
의 걸상(버섯의 한가지)'에서 추출된 PS—K 등이 알려져 있었다.
그러나 현재는 사람 몸 안에 항암 면역을 하는 물질인 '인터페론'과
'인터로킹·2', '종양괴사인자(TNF)', 인터페론 2세라고 하는
'SOD(스퍼·오키사이드·디스므타제)' 등을 '바이오 테크놀로지'
에 의해서 대량으로 만드는 것이 가능해졌으며, 화학요법과 방사선
요법의 효과를 높일 것으로 기대된다. 또한 한방약, 기능성 식품 등
을 받아들여, 면역요법을 시도하려는 의사, 병원도 있다.

프로폴리스로 암을 극복하자

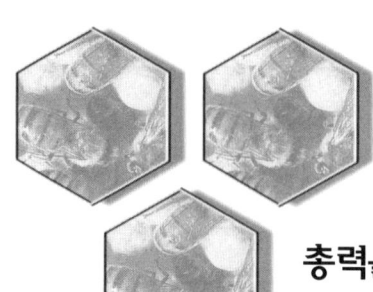

총력을 모은 복합적(複合的) 치료를

　외과적 요법, 화학요법, 방사선 요법 등의 부작용을 적게 하고, 더욱 효과적인 치료를 진행하며, 치료가 어려운 소위 난치 암에 대해서 싸움을 하기 위해서, 현재는 이 같은 요법을 배합한 복합적 요법을 쓰게 되었다. 진행 암인 경우, 수술에 의해서 주요한 병소를 적게 한 후, 화학요법, 방사선 요법을 하며, 간암과 췌장암인 경우, 개복 수술 중에 방사선을 쬐는 방법이 종전에는 바랄 수 없었던 효과를 올리고 있다.

　또한 강한 항암제의 투여와 방사선을 전신에 쪼이는 데서 오는 부작용으로써 나타나는 골수억제를 방지하기 위해서, 수술을 하기 전에 환자 자신의 골수를 동결보존하고, 치료 후에 골수세포를 돌려주는 자가(自家)골수 이식방법이 실용화됨으로써, 끝까지 항암제의 투여량을 늘이는 시도도 하게 되었다. 암과 같은 목숨에 직접 관계되는 병, 그리고 완전한 치료법이 발견되지 못하여, 극복되었다고 잘라 말할 수 없는 병에 대해서는 유효한 작용을 하는 가능성을 인정받은 모든 방법을 동원하여, 그야말로 총력을 기울인 치료를 하려고 하는 것은 암에 걸린 환자 본인에게도 공감을 가지게 하는 것이다.

　그러나 이런 밀도가 높은 치료를 계속 받기 위해서는 환자 본인의

꿀벌이 주는 최고의 선물 超藥 프로폴리스

힘을 유지해 가는 것이 대단히 중요하다. 치료를 받는 본인은 암에 의하여 몸 기능에 변화가 생기는 데다, 여러 가지를 계속하기 위해서는 부작용에 의한 식욕저하와 체중감소를 방지하고, 체력과 몸의 '컨디션'을 유지함은 물론, 환자 본인이 '절대로 병을 고치겠다', '고치고 만다'는 강한 의지를 끈질기게 가지는 것이 무엇보다도 중요하다.

그렇기 때문에 더욱 높은 효과를 얻기 위한 복합적 요법을 하는 한편, 암 치료 후의 QOL을 될 수 있는 한, 높이 유지하기 위한 복합적 요법도 적극적으로 다루게 되었다. 내시경 수술의 적용 범위 확대와 직장암 수술에서의 성 기능 보전, 인공방광 유치(留置)술과 같은 기능 보존술, 유방암 등의 미용상·심리적인 영향도 고려한 축소 수술과 수술 후의 적응 과정 등의 방법이 많이 실행되는 것은 그 일련의 예라 하겠다.

다시 말해서 현재의 암 치료 최전선에서는 몸 속의 암세포를 외부로부터의 조작―수술, 항암제 투여, 방사선 등―만으로 구축하는 것이 아니고, 인체가 원래 가지고 있는 저항력을 증강하며, 체내에 암과 싸우는 힘을 만들어 주는 방법이 취해지고 있다.

그리고 이러한 암과의 싸움을 여러 가지 의미에서 백업해 주는 강한 지원자가 프로폴리스인 것이다.

프로폴리스로 암을 극복하자

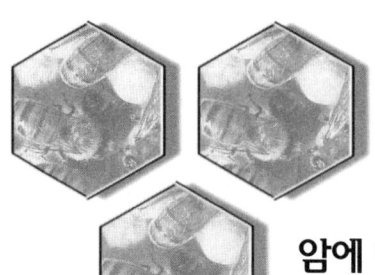

암에 이기는 프로폴리스 효과의 입증

프로폴리스가 어떻게 암과의 싸움에 크게 공헌해 주는가. 그 '메카니즘'을 찾는 연구도 물론 널리 행해지고 있다.

프로폴리스 성분에는 몇 가지의 항암작용이 있는 물질이 포함되어 있다. 이것이 '구레로단' 계 '지테르펜'이라는 물질이며, 사람의 간암 세포에 이 물질을 넣어서 배양하면, 약 일곱시간 후부터 효과가 나타나기 시작하며, 1~2일 후에는 암세포가 사멸(死滅)하는 것이 확인되었다. 특히 이 물질의 특징은 세포가 증식하기 위해서 분열하는 과정일 때 만을 골라서 작용한다는 데 있다. 아시다시피 암세포는 정상적인 세포에 비해서 활발히 분열·증식을 되풀이한다. 따라서 이 물질의 영향은 암세포만을 선택해서 커다란 '데미지'를 입힌다. 이 '구레로단' 계 '지테르펜'은 프로폴리스에 풍부히 함유하고 있다는 것이 알려져 있으며, 또한 항암 활성도 강력하므로, 프로폴리스의 항암작용을 하는 중심적인 물질이라고 보고 있다.

또한 '후라보노이드'의 일종인 '게루세친'도 프로폴리스에 함유된 항암활성을 가지는 물질이라고 말하고 있다. 최근에는 암이 발생하는 단계에 영향을 주는 것으로서, 체내에 발생하는 활성산소의 작용에 대한 평판이 자자하며, 활성산소가 우리 인간의 유전자를 해치는 것이 암세포가 생기는 원인 중 하나로 알려져 있다. '후라보노이드' 에는 강력한 항산화 작용이 있는 것으로 알려지고 있는데, 이 작용에 의하여 활성산소가 체내에서 과잉 발생하는 것을 방지하는 작용을 하고 있다고 생각된다. 따라서 프로폴리스에 함유되어 있는 '게루세친' 에도 암의 발생을 방지하며, 혹은 증식을 억제하는 작용이 있는 것이 아닐까 생각된다.

이런 일련의 연구는 일본의 프로폴리스 '붐' 의 과열과 동시에, 많은 연구자들의 관심을 불러 일으켰다. 그러나 일본에서는 이러한 연구를 더욱 발전시키고, 프로폴리스의 항암작용을 추구하자는 커다란 물결이 일지 않고 있다는 것은 먼저 말한 대로이다. 여기에 비해서 해외에서는 '프로폴리스의 약효로 암 증상이 개선되고, 체내의 암세포가 없어졌다' 고 하는 보고가 권위 있는 학회 등을 무대로 많이 발표되고 있으며, 높은 평가를 받고 있다.

일본에서는 프로폴리스를 먹으며 암을 극복한 환자가 눈앞에 있다해도, 그것이 프로폴리스의 작용에 의한 것이라고 좀처럼 인정해주지 않고 있다. "작용의 '메카니즘' 이 해명되어 있지 않다"는 한마디 말로 의사들은 그저 이상하게 생각하고 있을 뿐이다. '불치의 병' 이라 진단 받은 환자가 건강이 회복되었다는 사실을 솔직히 인정하고, 그 원인을 철저히 규명해 보자는 자세를 가지고 있는 사람이 많다고 말할 수 없는 것이 대단히 유감스러운 현실이다.

프로폴리스로 암을 극복하자

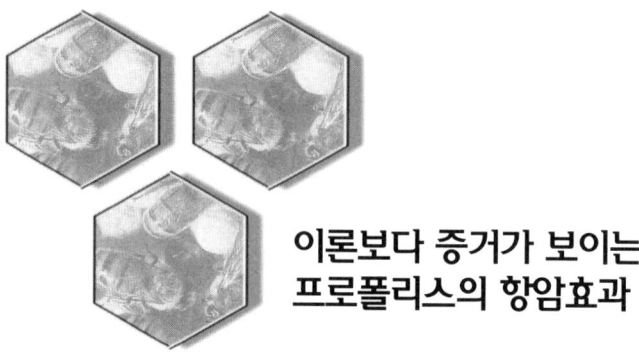

이론보다 증거가 보이는
프로폴리스의 항암효과

프로폴리스의 광장에 보내 온 수많은 체험

프로폴리스의 항암작용을 과학적으로 입증한 '데이터'를 여기서 충분히 소개할 수는 없다. 그러나 프로폴리스의 항암작용을 '이론보다 증거'로 보이는 체험담은 얼마든지 있다. 말하자면 "프로폴리스를 먹고 있었기 때문에, 강력한 항암제가 투여되어도, 백혈구의 감소와 식욕감퇴, 구역질 등의 부작용이 전혀 일어나지 않았다.", "수술 전 대량의 프로폴리스를 먹고 있었는데, 막상 개복수술을 받았을 때는 암세포가 굳어져 이미 죽어있었다.", "수술 후에 전이가 걱정되었지만, 프로폴리스를 계속 먹었기 때문에, 전혀 전이나 재발이 없었다.", "간장의 절반 이상을 잘라냈는데, 프로폴리스를 복용했더니, 보통의 2배 이상 속도로 간장이 예전의 크기로 되었다." 등등……

예를 들면 '프로폴리스의 광장'의 한 34세 남성회원은 암이 진행되는 심각한 상태에서 입원치료를 계속하고 있었다. 한편으로는 병원에서 회사로 출근하는 생활을 계속하고 있다가 프로폴리스를 복용하면서, 대단히 짙은 화학요법을 받고 있었지만, 이렇다 할 부작용도 없고, 식욕도 왕성했기 때문에 체력을 유지하는 것이 가능했던 것이다. 따라서 투병생활을 하고 있는 것을 겉으로 봐서는 믿을 수 없을 정도로 극히 정상적인 사회생활을 하고 있다.

또한 다른 40대 여성회원은 종아리에 있던 작은 점이 변형되어 있는 것을 알고, 병원에 가서 진찰을 받고는 피부암이라는 것을 알았다. 그날로 입원하고, 3일 후에는 하반신의 임파선을 모두 제거하고, 피부 이식 등을 하는 대수술을 받았는데, 사실상 이미 암은 말기에 들어 있었으며, 완치가 어려운 상태였다. 또한 폐와 자궁에 전이한 암도 상당히 커져 있었다. 그 사람은 수술 전부터 퍽 많은 프로폴리스를 먹기 시작했으며, 수술 후에는 항암제를 중심으로 한 복합적 치료를 받기 시작했다. 그 결과 이식한 피부의 융합이 매우 좋고, 피부의 회복도 빨랐고, 더욱이 다행인 것은 항암제에 의한 부작용이 가벼워졌다고 한다. 임파선을 제거했는 데도 다리의 부기가 없고, 식욕감퇴가 없어 체력을 유지할 수 있었던 것도 다행이었다. 수개월 후에는 폐와 자궁의 암 병소가 모두 자취를 감추고, 검사에서도 종양의 존재를 나타내는 '마카'가 검출되지 않게 되었다. 현재도 화학 치료를 받는 동시에 프로폴리스를 계속 먹고 있지만, 환자라는 것이 믿어지지 않을 정도로 안색이 좋고, 원기 왕성한 매일을 보내고 있다. 이 사람이 전혀 항암제를 쓰고 있는 것으로 보이지 않는다며, 주위 사람들도 놀라고 있다고 한다.

내가 아는 한, 최근 많아지는 폐암에 대한 효과는 대단히 극적인데, 남은 수명을 3개월~반년으로 선고받은 사람의 약 88%가 프로폴리스를 복용한 후로부터 수명 연장에 성공했으며, 프로폴리스를 2~3년 이상 먹고 있다는 사람이 많다. 더욱이 인두암, 췌장암과 같은 난치성의 암이라 불리는 것도, 초기 단계에 프로폴리스를 먹기 시작한 대다수의 사람은 병세가 회복되는 경향에 있다.

이러한 난치병인 암에 관해서는 솔직히 말해서, 절대라고는 할 수 없다. 프로폴리스는 만능이 아니라고 하는 것이다. 그러나 전혀 효과가 없다고 하는 것이 아니다. 예를 들어 췌장암은 특히 통증이 심한 암으로 무서워하고 있으며, 말기에 가서는 대부분의 경우 진통을 위해서 고농도의 '몰핀'을 투여하여, 거의 잠자는 상태가 되어버린다고 한다. 그런데 내가 알고 있는 췌장암 환자로서 프로폴리스를 먹고 있던 사람들은 전부가 전혀 '몰핀'을 사용하지 않았어도 심한 통증을 느끼지 않았다고 한다. 그리고 이들 모두 의사가 진단한 수명의 몇 배를 연장하고 있다. 혹은 유감스럽게도 말기 환자였기 때문에 사망한 사람도 있지만, 유족들의 말에 의하면 그들도 전혀 아픔에 시달리지 않고, 조용히 최후의 순간을 맞이했다고 한다. 프로폴리스가 암과 싸우는 매일 매일의 QOL을 굉장한 것으로 만들어 주어 고마웠다는 이야기들이 참 인상적이었다.

귀중한 체험의 사례

나에게 보내 온 암과 싸우는 사람들의 프로폴리스 체험을 암 병소의 부위별로 요약하여 소개하겠다. 제6장의 체험담을 읽어보고, 참고로 해주었으면 한다. 이런 체험담으로 판단되는 것은 프로폴리스는 암 예방 이외에, 초기단계와 진행단계에서 수술 후의 전이와 재발의 방지에도 뛰어난 효과가 기대된다는 것이다. 또한 부작용의 경감 효과는 물론, 프로폴리스와 각종 서양 의학적인 치료법과의 병용에 의해서 더욱 상승적으로 암과 싸우는 '파워'가 생긴다는 것을 느끼게 된다. 최근 이러한 체험담에 귀를 기울이는 사람이 많아져, 프로폴리스를 치료의 '백업'으로 이용하려는 사람들간의 연계가 가속적으로 퍼져가는 것은 기쁜 일이라 하겠다.

■간암―40대의 남성

간암의 병소가 어린이 머리만큼 커져, 도저히 수술로 제거할 수 없다고 진단 받았다. 그러나 프로폴리스를 복용하고 있던 중 점점 병소가 축소되어, 현재는 제일 컸을 때의 3분의 1정도가 되었다. 병원에서는 지금의 상태면 수술도 가능하니, 입원해서 철저히 치료를 받도록 하라고 하는데, 본인은 섣불리 몸에 '칼을 대어 자극을 주는 것보다 이대로 프로폴리스를 계속 먹으며, 암과 싸울 수 있는 데까지 싸워보겠다'고 한다.

■위암― 70대의 남성

위암이 임파선, 췌장에 전이되어, 남은 수명 반년을 선고받은 날부터 대량의 프로폴리스를 먹기 시작했다. 그 후 '바이패스' 수술을 받는 것이 좋을 것이라는 데까지 이르렀다. 막상 개복을 해보니 암은 검게 굳어지고, 타서 그을린 상태가 되어 떨어져 나가 있었다고 한다. 그 수술로 위는 전부 절제했지만, 선고를 받은 후부터 현재까지 4년 간 생명을 유지하고 있다.

■대장암― 50대의 남성

50대 남성 한 분은 대장암이 임파선으로부터 허리뼈까지 전이하고, 한때는 식사를 하기 위해 앉을 수도 없게 된 상태였다. 그 상태에서 프로폴리스를 먹기 시작했는데, 3일 만에 퇴원해 다음 날부터

프로폴리스로 암을 극복하자

는 자기가 차를 운전하여 일을 하게 되었다. 이 때에도 병원의 검사 결과는 남은 수명이 반년이라고 했는데, 그 후 이미 2년이 경과, 최근에는 한밤중까지 일을 해도 괜찮을 정도로 체력적으로 회복됐다. 주치의가 놀라며 "이제는 걱정 없다."고 보증까지 했다.

■유방암—40대의 여성

한 40대의 여성은 유방암 수술을 받기 10일 전에 프로폴리스를 먹기 시작했다. 유방암 수술을 받았을 경우에는 후유증으로 손을 위로 올리지 못하는 등의 부자유스러움이 생기는 것이 대부분이며, 재활은 대단히 고통스럽고, 1년 동안 노력해도 그전에 올린 만큼 높게 팔을 올릴 수 없다는 사람도 있을 정도이다. 이 여성의 경우는 수술 다음날 손을 높이 올릴 수 있었다. 그리고 재활의 필요가 없다고 인정받고 그대로 퇴원했다.

■자궁암—40대의 여성

40대 여성 한 분도 3년 전에 자궁암으로 진단되어, 방사선 치료를 받았는데 재발했다. 재발을 알았을 때는 이미 간장과 폐에도 전이가 되어 있었다. 이전에 방사선 치료를 받았을 때는 피부가 짓무른 상태가 되고, 머리카락이 전부 빠져 버렸는데, 프로폴리스를 계속 먹으면서, 같은 치료를 받은 두 번째의 치료에서는 이러한 부작용이 전혀 일어나지 않았다. 더욱이 수개월 후의 검사에서는 체내의 암세포가 모두 없어지고, 주치의가 "그 환자가 거기까지……"하며 감탄하는 정도로 회복됐다.

■고환종양 = 20대의 남성

고환종양은 외과적으로 적출수술을 하는 것이 가능하지만, 동시에 생식능력을 포기하게 된다. 20세의 젊은 나이에 이 병에 걸려 결단이 필요할 때, 이 남성은 프로폴리스를 먹을 것을 선택하고, 이 병을 극복했다.

프로폴리스로 암을 극복하자

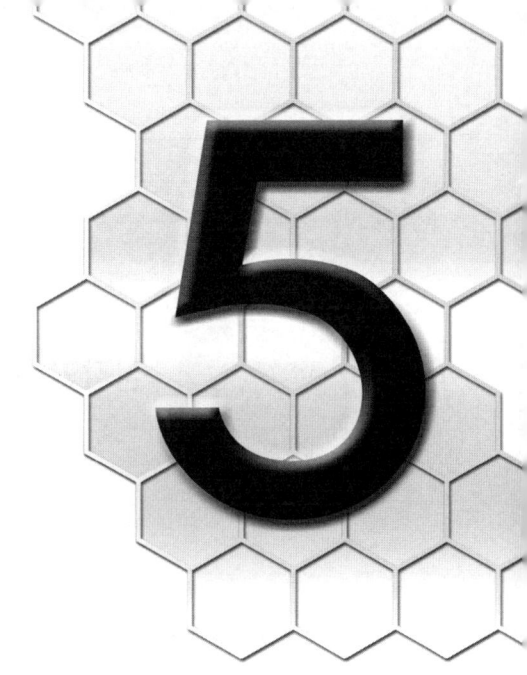

5

프로폴리스의 호전반응을 알자

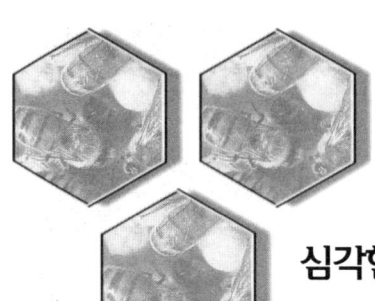

심각한 부작용을 낳는 대량투약

어째서 대량투약인가

암 치료약의 개발은 나날이 새로운 성과가 나오고 있을 정도로 진척되고 있다. 현재 3~40종류의 항암제가 개발되었으며, 암 종류에 따라 가장 유효한 항암제를 선택하여 사용할 수 있게 되었다. 그 외에 2~3종 의약품을 병용하던가, 암 병소 부분에만 항암제를 높은 농도로 집중시키는 방법도 고안되었으며, 상당히 높은 효과를 낼 수 있게 되었다.

현재 사용되고 있는 주요한 항암제의 종류로는 아래의 다섯 종류가 있다.

- 알긴화제(나이트로젠 마스타트계, 에치렌이민계 등)
- 대사결항제(代謝結抗制) (엽산결항제, 프린결항제 등)
- 호르몬(남성호르몬, 여성호르몬, 황체(黃體)호르몬 등)
- 기타(빈브라스틴, 빈크리스틴 등)

암과 싸우고 있는 사람이 '지금 이렇게 많은 약을 복용하고 있다'고 보여준 일이 있는데, 통원치료를 받고 있는 사람에게 물어보니, 1주일에 한번 약국에서 쇼핑백에 가득히 약을 받아 온다는 사람이 많았다. 이것은 항암제의 다제병용(多劑倂用) 때문이기도 하지만, 아마도 구역질을 멈추게 하는 약, 떨어진 백혈구 수를 올리게 하는 약 같은 항암제의 부작용을 '컨트롤'하는 약과 위장을 보호하기 위한 약, 진통제, 신경안정제 등이 동시에 처방되기 때문일 것이다. 즉, 약을 복용하기 위해, 약을 복용시키는 것이 이 대량투약의 실태이다.

부작용과 주작용

암 세포는 정상 세포가 극히 적은 이변을 일으킨 것에 불과하다. 따라서 암세포와 정상 세포는 실제로는 그리 멀지 않은 인척관계에 있다해도 과언이 아니다. 때문에 항암제를 사용하여 암 세포를 공격 하려 하면, 여기에 정상 세포까지 말려들어 '데미지'를 받게 된다. 암 세포에 대해서만 영향을 주었으면 하는 항암제가 정상 세포에 악 영향을 미친다. 이것이 식욕부진, 메스꺼움, 구토, 설사, 열, 전신 권 태, 백혈구 감소라는 항암제의 부작용을 일으키게 하는 '메카니즘' 이라 할 수 있다.

부작용이란 약의 약리 작용에서 치료목적에 어긋난 반응을 말한 다. 치료목적에 맞는 기대한 대로의 반응을 주작용이라 하는데, 이 주부(主副)관계는 중심이 되는 작용과 부차적인 작용이라는 것이 아 니고, 치료목적에 맞는 긍정적 반응과 치료목적에 어긋난 부정적 반 응이라는 것이다. 즉, 이 주와 부의 관계는 절대적인 것이 아니고, 극히 주관적인 것이라 할 수 있다. 예를 들면 '아스피린'을 해열 진 통제로 사용할 경우, '아스피린'이 가지는 혈소판의 응고를 억제하 는 작용을 일으켜, 출혈이 많아지는 경향이 나타나면, 당연히 이 현 상은 부작용이라 하게 된다. 그러나 '아스피린'을 심근경색 환자에 게 혈전(血栓)이 생기는 것을 방지하는 목적으로 처방했을 경우에는

프로폴리스의 호전반응을 알자

꼭 같은 '메카니즘'과 효과를 가지는 작용이 치료 목적에 맞는 주작용으로 되는 것이다.

다시 말하면, 꼭 같은 병세이며, 꼭 같은 약을 처방했다 할지라도 그 약의 효과와 부작용은 사람마다 다르게 나타나기 마련이다. 이것은 사람에 따라 약에 대한 감도도 다를 것이며, 약을 이물(異物)로 판단하여 물리치려 하는 인체의 면역반응에도 차이가 있다고 생각되기 때문이다.

또한 특이체질과 약물 알레르기와 같은 특수한 사정도 관계되어 있다. 예를 들어 A에게 사용했더니 적당한 양이었다고 해서, B에게도 같은 양을 사용하면, 그것이 B에게는 과잉 투약이었다고 하는 것도 다분히 있을 수 있는 일이다. 더구나 그 약이 항암제 같은 강력한 작용을 발휘하는 것이라면, 근소한 과잉 투여라 할지라도 부작용은 심각한 것이 되어버릴 것이다.

미국·유럽 등지에서는 오래 전부터 자기가 사용하는 약에 대해서는 자신이 연구하고, 복용하는 양 등도 자기 책임 하에 '컨트롤'한다는 풍조가 확립되어 왔다. 일본에서도 최근에는 의사가 준 약을 해설한 책이 '베스트셀러'가 되고, 이런 책에는 반드시 부작용에 대해서도 말하고 있는데, 아직도 의사가 하는 말을 거역하여 약을 거부하는 자세를 보이는 사람이 적은 것이 현실이다.

그러나 어떤 조사에 의하면 미국에서는 매년 의료진찰을 받는 사람의 0.44%(입원 환자수로 추산하면 연간 약 13만 명)가 약의 부작용 때문에 사망하고 있다고 한다. 이 0.44%라는 숫자를 단순히 일본의 입원 환자수(134만 7천 명, 1993년 후생성 환자조사)에 적용하면 약 6천명이라는 가공(可恐)할만한 숫자가 나온다.

이런 공포를 실감시키는 사실이 1993년에 일어났다. 폭넓게 강한 효과를 나타내는 항암제로 널리 상용되는 '5—후루오로우라실'(5—FU)라는 항암제와 항바이러스제 '소리브진'을 병용한 환자에게 부작용이 일어나 14명이 사망한 것이다. 이 사건을 계기로 후생성은 의약품의 효과와 치료경과 등을 '데이터베이스'화 하고, 약의 부작용의 실태를 파악하는 작업에 겨우 착수하기 시작했다. 이 '데이터베이스' 작성은, 대책이 늦은 것으로 지적되었던 약의 상호작용에 의한 부작용의 정보를 분석하고, 투약방법 전에 도움을 주려는 시도라 할 수 있다. 약의 부작용으로 고통을 받은 환자의 입장이 되어 보겠다는 의료행정이 이제 겨우 개선 방향으로 전진된다는 느낌이다.

프로폴리스의 호전반응을 알자

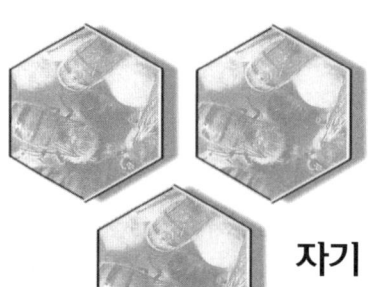

자기 자신이 부작용의 컨트롤을

프로폴리스가 부작용을 경감한다

의사가 처방한 약을 신용하지 말라는 것은 물론 아니다. 그러나 지금, 약을 사용하는 것이 체내의 다른 어떤 부분을 공격할 수도 있다는 것을 인식할 필요가 있지 않을까 생각된다. 지나친 우려일 수도 있지만, 약이란 어떤 것이든지 독(毒)이며, 어떤 약이든 부작용을 일으킬 가능성을 가지고 있는 것이 사실이다.

우리가 투병을 위하여 약을 쓸 경우는 주작용과 부작용 사이의 미묘한 '밸런스'에서 줄타기를 하는 것과 같은 상태에 있다고 할 수 있다. 그리고 우리들은 생명에 관계되는 '밸런스'를 의사의 손에 모두 맡겨 버리는 실정이다.

프로폴리스를 약과 병용하여 먹으면, 그 부작용을 억제할 수 있다는 체험담을 많이 들을 수 있다. 프로폴리스를 먹게 되어 몸의 '컨디션'이 개선되고, 식욕부진도 없어지고, 통증도 가벼워졌다고 하는 사람이 많다.

또한 동유럽 각 국의 프로폴리스 연구가와 의사들 사이에서는 이러한 프로폴리스의 부작용 경감 효과에 대한 임상 예가 많으며, 덴마크의 연구자가 쓴 프로폴리스에 관한 책에서 그 효과는 1만 6천

명 이상의 증거에서 입증되고 있다고 한다. 즉, 우리는 프로폴리스를 활용함으로써, 의사 손에 맡겨졌던 자기 생명의 '밸런스'를 자신의 손으로 안전한 곳으로 끌어당길 수 있다는 것이다.

QOL도 대폭호전

뿐만 아니라 프로폴리스는 서양의학에 이용되고 있는 의약품, 한방약 등을 병용하고, 또는 방사선 요법과 외과 수술 등의 방법과 병행하여 먹어도 이들의 효과를 강화시킬지언정, 결코 방해하는 일이 없다고 단언할 수 있다. 적어도 나는 프로폴리스를 먹기 시작해서 치료효과가 시원치 않다던가, '컨디션'이 나빠졌다는 얘기를 한번도 들어본 적이 없다.

프로폴리스를 약과 병용한 경우의 상승적인 효과를 기대시키는 증거로서, 위염환자가 병원에서 처방해 준 치료약과 병용해서 프로폴리스를 먹었더니, 의사의 예상을 훨씬 넘는 단기간에 치유되었다는 얘기가 있다. 또한 위장병의 경우와 항암제가 투여되고 있는 경우에는 식욕감퇴에 의한 체력 쇠약이 염려되는데, 프로폴리스를 복용하고부터 식욕이 생기고, 병세도 급속히 개선 되었다는 얘기도 많다.

더욱이 암의 방사선치료와 항암제의 부작용인 식욕 부진과 구역질, 전신 권태, 백혈구 감소, 탈모 등의 상태에도 프로폴리스를 먹고 있는 사람과 병원의 치료만을 받고 있는 사람과는 확연한 차이가 난다.

즉, 프로폴리스는 여러 가지 치료에 따라 생기는 부작용을 억제함으로써 '퀄러티 오브 라이프'(QOL)를 대폭 호전시켜준다. 비록 이

작용 '메카니즘'이 과학적으로 증명되어 있지 않고, 암을 완치시키지 못했다 할지라도, 프로폴리스를 먹는 것으로 병의 상태가 좋아진다면, 환자에게는 기쁜 복음이 되고도 남음이 있다. 프로폴리스에는 이런 QOL을 개선하는 커다란 작용이 있다는 것을 많은 체험담이 보여주고 있다.

꿀벌이 주는 최고의 선물 *超藥* 프로폴리스

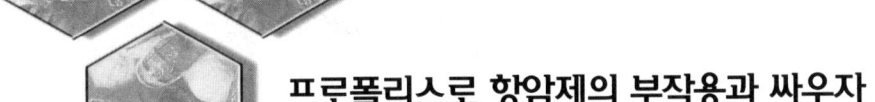

프로폴리스로 항암제의 부작용과 싸우자

　암과 항암제의 부작용을 프로폴리스와 함께 싸워서 이긴 한 남성을 소개하겠다. 홋가이도에 거주하는 아베 다까시(60세) 씨는 1993년 2월에 간세포 암으로 진단되어 입원하고, 다음달에는 오른쪽 간의 절제를 위해 9시간에 걸쳐 대 수술을 받았다. 그 후 항암제의 투여를 받으며 치료를 계속 했는데, 그 사이에 백혈구, 혈소판이 극단적으로 감소하고, 머리카락도 모두 빠지며, 식욕의 감퇴와 구내염이 겹쳐 식사도 제대로 할 수 없을 만큼 부작용에 시달렸다고 한다. 이런 고통을 견디면서 치료를 받았음에도 불구하고, 그 해 9월 퇴원을 앞두고 한 검사에서 이번에는 왼쪽 간장에 암이 발견된 것이다.

　"첫 번째보다 더 '쇼크'가 컸다."고 말하는 아베 씨를 지켜준 것이 프로폴리스와의 만남이었다. 그때까지도 여러 가지 건강식품을 써보고도 유효한 효과를 못 본 경험을 가진 아베 씨였는데, 처음으로 프로폴리스를 입에 넣는 순간, 아내에게 "이것은 효과가 있을지도……"라고 했다는 것이다. 아베 씨는 지금도 자신이 왜 그렇게 생각했는지 모르겠지만, 아마도 자기 몸이 그렇게 느낀 것일지도 모른다고 회고한다. 그리고 그 날부터 아베 씨는 다량의 프로폴리스를 먹게 되었다. 가장 많은 때는 정제타입의 프로폴리스를 하루에 100

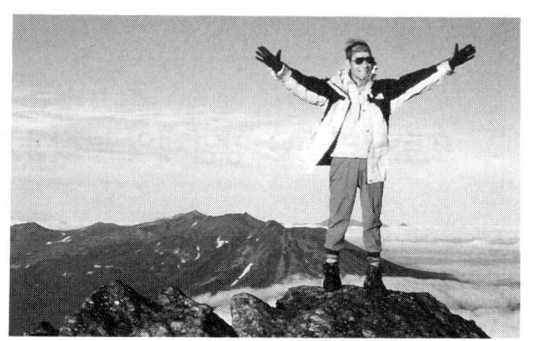
산 정상에 서 있는 아베씨.
산에 도전하는 것은 인생에의 도전과 같다고 한다.

~200알, 액체타입을 60~80방울, 또한 과립(顆粒)상태 타입의 프로폴리스도 먹고 있었던 것이다. 하루에 먹는 양으로는 여태까지 듣지 못한 많은 양이다. 재수술을 앞두고 일시 퇴원한 아베 씨는 적은 시간을 활용하여 프로폴리스를 계속 먹으면서, 취미인 등산에 도전했다. 간호사와 동행했지만 아베 씨의 체력은 이 단계에서 나즈막한 산에 오를 수 있을 만큼 회복되었으며, 느린 걸음으로 어느 정도의 산에는 오를 수가 있게 되었다는 것이다.

그리고 11월에 재 입원, 12월에는 간구역(肝區域) 절제수술을 받았다. 수술실에 들어갈 때는 가족에게 마음속으로 이별을 고했다고 할 정도의 각오를 하고 있었던 수술이었다. 사실상 아베 씨의 간장은 마치 '암의 밭'이라고 할 수 있는 상태로서, 의사도 남은 수명을 3개월, 잘 견디어봐야 반년이라고 생각했다. 그러나 수술은 성공했고, 아베 씨는 놀라운 회복을 나타냈다. 수술 후 겨우 3주 정도밖에 지나지 않았는데, 외출 허가를 받아 정초는 자택에서 지낼 수 있을 정도였다.

또 다시 재발하는 것이 걱정되어, 해가 바뀐 1월에는 항암제 주입

꿀벌이 주는 최고의 선물 超藥 프로폴리스

용 '리저바'를 끼우는 수술을 받았다. 그 후에는 혈관 속을 통해서 간장까지 닿은 이 '파이프'를 사용해서, 간장에 직접 항암제를 보내는 치료를 계속하면서 추적검사를 했다.

두 번째 수술 후, 아베 씨는 첫 번에 그토록 시달렸던 항암제의 부작용이 전혀 일어나지 않아 이상했다고 한다. 똑같은 병으로 같은 치료를 받는 다른 환자들은 이전의 아베 씨처럼 식사도 할 수 없을 정도의 부작용에 시달리고 있는데, 자기만이 백혈구, 혈소판 검사 결과도 정상이고, 식사도 아무렇지 않게 할 수 있으니, 놀라는 것도 무리가 아니다. 뿐만 아니라 전보다 머리가 검어지고, 머리카락도 많아졌다고, 거울을 보면서 생각하게 되었다고 한다. 담당 의사도 간호사도, 이런 아베 씨를 그저 이상하다는 표정으로 바라보고 있었다고 한다.

그리하여 8월 검사 결과, 아베 씨 몸에서는 모든 암세포가 자취를 감춘 것이 확인되었다. 프로폴리스를 먹기 시작해서 10개월 후의 일이었다고 그는 말한다. 이후 항암제의 투여는 1995년 7월까지 2주일 간격으로 받았는데, 그 후에도 부작용은 전혀 없었고, 각종 검사에서도 전혀 이상이 없었다고 한다. 아베 씨는 프로폴리스를 계속 먹으면서 다시 등산에 도전했다.

최근에 만났을 때 아베 씨는 "인간 뿐만이 아니고, 모든 동물에는 자연 치유력이 있다. 그리고 그 치유력을 높이는 것은 체내에 넘치는 활력이 아닌가 한다. 나의 경우 이 활력을 산에 오르겠다는 마음과 가족의 손길, 프로폴리스가 살린 것으로 본다."고 말하고, "회갑을 맞이하는 것을 기념하여, 큰 규모의 달리기 대회에 도전하겠다."고 왕성한 기력을 보였다.

프로폴리스의 호전반응을 알자

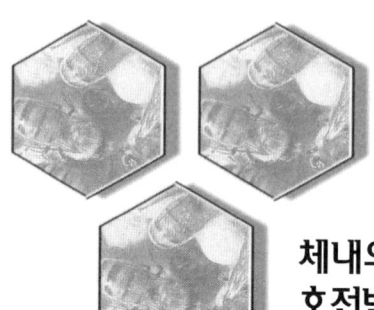

체내의 병근(病根)을 배설하는
호전반응(好轉反應)

명현(瞑眩) 없이 약효 없음

부작용과 혼동되고 있는 것에 '호전반응'이라고 하는 것이 있다. 동양의학에서는 이것을 '명현'이라 하며, 한방약을 복용한 결과 병이 좋아지는 과정에 부스럼, 습진 등 예기치 않은 반응이 일시적으로 나타나는 것을 말한다. 이 반응은 동양의학에서 "명현 없이 약효 없음"이라고 할 만큼 약의 효과를 나타내는 것으로 중시되고 있다.

프로폴리스를 먹은 경우에도 병이 치유되는 과정에서 이와 비슷한 반응이 일어나는 경우가 있다. 주된 증싱으로서는 얼굴과 몸의 어딘가에 습진, 부스럼이 생기고, 탈력감, 가려움, 변비, 설사, 눈꼽, 미열, 발진, 손발의 저림, 관절통, 두통이 일어나기도 한다. 물론 이러한 증상이 일어나는 데는 사람에 따라 차이가 있으며, 프로폴리스 한 방울로 효과가 나타나는 사람도 있고, 대량을 복용해도 전혀 반응이 나타나지 않는 사람도 있다. 더욱이 이상한 것은 프로폴리스의 경우는 암환자로서 호전반응이 나타났다는 얘기는 별로 듣지 못했다. 놀랄 정도의 많은 양을 먹은 경우에도 이렇다할 호전반응이 나타나지 않는데다, 암 병소는 점차 작아진다고 한다.

이런 반응이 프로폴리스의 부작용이나 '알레르기' 반응이 아닌가

꿀벌이 주는 최고의 선물 超藥 프로폴리스

하고 걱정하는 사람도 있지만, 적어도 이런 걱정은 하지 않아도 된다. 즉, 이런 반응 때문에 원래의 병이 악화하거나, 다른 병이 생기는 것이 아닌가 걱정할 필요는 없다는 것이다.

부작용과 호전반응의 다른 점

부작용과 프로폴리스의 호전반응이 다른 것은 반응이 나타나는 시기에서도 추측할 수 있다. 만약 이것이 알레르기성 반응이라면 먹었거나 바른 직후에, 혹은 수일 후에는 증상이 나타날 것이다. 그러나 프로폴리스를 이용한 후의 반응은 1주일에서 수개월의 시간이 지나서 나타난다.

그리고 같은 반응이 되풀이하여 나타나며, 이것이 점점 가벼운 증상을 보이게 된다는 것이 '알레르기' 반응과 크게 다른 점이다. 약의 부작용의 경우에는 증상이 거듭되어 고통이 심해지는데, 프로폴리스의 호전반응에서는 한차례 고비를 넘으면, 그 후에는 편해진다는 것이다. 그리고 호전반응을 극복함에 따라 점점 몸의 '컨디션'이 개선되어 가는 것을 스스로 뚜렷이 안다는 것이 경험자의 말이다. 반응이 없어질 때까지의 기간은 사람에 따라 각양각색인데, 대체로 3~10일 정도로 자연히 가라앉는다고 한다. 2주일쯤 계속되는 사람도 드물게 있지만, 만성병을 가지고 있는 사람의 경우에는 오래 계속될 수도 있다.

호전반응이 일어나는 사람과 일어나지 않는 사람의 차이는 어디에 있는가. 또는 반응이 나타나도 곧 없어지는 사람과 좀처럼 없어지지 않는 사람과의 차이는 무엇인가.

주목되는 것으로 호전반응은 표면에 나타나고 있는 병의 증상이

프로폴리스의 호전반응을 알자

중하다고 해서 오래 계속된다고는 할 수 없다. 암환자에게 반응이 나타나지 않는 것이 좋은 예인데, 내 생각으로는 이 반응은 사실상 증상으로 나타나고 있는 병보다 그 사람 자신이 가지고 있는 병의 깊이에 좌우되는 것이 아닌가 싶다. 흔히 말을 하지만, 과거 또는 현재에 식품 첨가물과 약을 많이 복용하고 있는 사람과 동물성 지방, 당분, 자극적인 식사를 하는 사람들은 호전반응이 심하게 나타난다는 것이다. 반대로 항상 운동을 하고, 약 신세도 지지 않고, 식생활도 정상적으로 하는 사람에게는 나타나지 않는 경우가 많은 것 같다.

동양의학에서는 옛부터 "호전반응은 체내에 있는 독소 배설이다"라고 했다. 이 사고방식을 좀 더 심화시키면, 여태까지 체내에 있었는데 몸의 면역기구와 자연 치유력이 충분히 작용하지 않았기 때문에 관심을 갖지 않았던 병근이 프로폴리스 등에 의해서 이런 힘이 활성화됨과 동시에 인식하게 되었기 때문에 일어나는 것이 호전반응이라 할 수 있다. 예를 들면, 캄캄한 실내에 있었을 때는 눈에 띄지 않던 쓰레기와 먼지가 밝아짐과 동시에 마음에 걸리기 시작하여, 청소를 해서 모두 함께 버리려고 하는 상태라고도 할 수 있다. 즉, 체내의 청소부에게 실내를 깨끗이 하도록 빛을 제공하는 것이 프로폴리스의 활약이라고 하겠다.

따라서 호전반응은 지금까지의 건강치 못한 몸이 건강한 몸으로 바뀌는 단계에서 일어나는 반응이라 생각할 수 있다. 따라서 원칙적으로는 그대로 계속 프로폴리스를 먹어도 문제는 일어나지 않는다. 혹시 걱정이 된다면, 일시적으로 프로폴리스를 중지하던가, 양을 줄여서 증상이 가라앉는 것을 기다려 다시 먹기 시작할 것을 권한다.

꿀벌이 주는 최고의 선물 超藥 프로폴리스

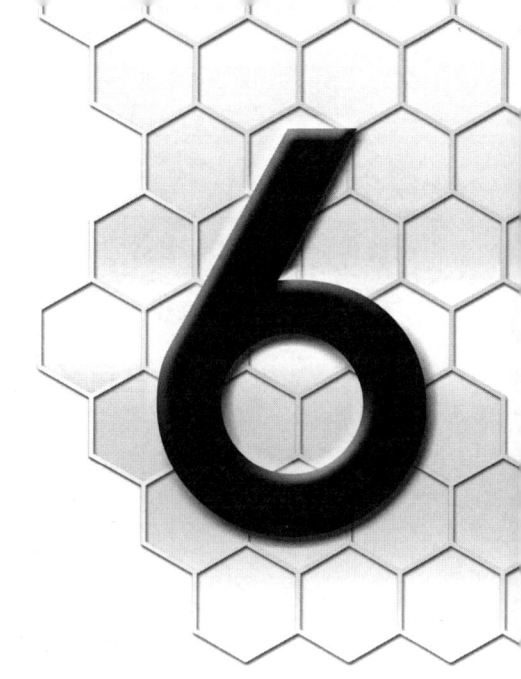

프로폴리스를 잘 다루자

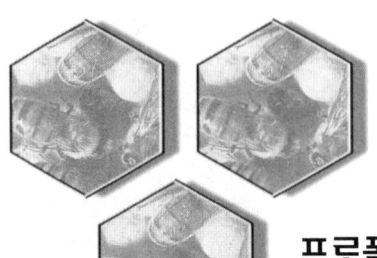

프로폴리스는 순수하게 먹는 것이 제일

먹는 방법의 포인트는 흡수효율

프로폴리스를 먹는 방법에 대하여 충고한다면, 잊지 말고 일정 양을 먹어야 한다는 것이다. 이것만 주의하면 별로 어려운 것은 없다. 프로폴리스에는 식욕을 증진시키는 작용도 있으므로, 식전에 복용하면 식욕증진 효과가 기대된다. 그러나 만약 먹는 것을 잊어버리고 식후에 먹어도, 또는 식간에 먹었다 해도 문제되는 것은 없다. 중요한 것은 하루에 먹는 양을 정해 놓고, 규칙적으로 실행하는 것이다.

액체로 되어 있는 프로폴리스를 이용하는 경우에는 냉수나 온수에 타면 된다. "그래서는 먹기 거북하다", "냄새가 마음에 걸린다"고 하는 사람도 있겠지만, 프로폴리스에 대해서 해설한 책에는 벌꿀, 레몬, 로얄제리, 비타민 C, 프로테인, 야채 쥬스, 우유, 영양 드링크제 등을 섞어서 먹어도 좋다고 한 책도 있다. 그러나 프로폴리스의 흡수를 효율있게 하기 위해서는 혼합하는 것 없이 냉수나 온수로 먹는 것이 제일 좋은 방법이다.

뇌에 여섯 개의 종양이 생겨 입원한 '프로폴리스의 광장' 여성회원이 있었다. 그 사람의 경우, 항암제에 의한 치료도 효과가 없고,

외과적인 수술도 불가능하다고 판단되었기 때문에, 유감스럽게도 치유는 곤란하다고 생각되었다. 그러나 그 사람의 남편은 단념하지 않고 하루에 약 80방울의 프로폴리스를 두 번에 나누어 유동식에 섞어서 먹게 했다고 한다. 그랬더니 여섯 개였던 종양이 4개까지 없어졌다는 것이다. 그 남편은 나머지 두 개의 종양도 제거할 목적으로 프로폴리스를 계속 먹게 했으나, 시간이 많이 지났어도 없어지지 않았다.

　가족과 나(필자)를 포함한 '광장' 의 친구들이 모여 "어떻게 된 것일까"하고 의논한 결과, "어쩌면 유동식에 섞었기 때문에, 80방울을 먹었다 해도 반 정도의 효과 밖에 없는 것이 아닌가"하는 결론에 도달했다. 그 후 남편은 프로폴리스 양을 하루 120방울로 늘렸다. 그랬더니 한 달쯤 지났을 무렵, 2개의 종양이 없어진 것이다. 이 여성은 순조롭게 회복되어, 자리에서 일어나지도 못했던 생활에서 벗어나, 현재는 스스로 '스푼' 을 들고 식사를 할 만큼 원기를 회복했다.

　이 사람들을 보고 나는 역시 흡수의 효율을 높이는 것이 프로폴리스 사용방법의 '포인트' 가 된다고 생각했다. 그리고 이를 위한 최선의 방법은 될 수 있는 한 다른 것을 혼합하지 말고, 프로폴리스만을 먹어야 한다는 사실을 실감했다. 프로폴리스의 효과를 100% 다 보기 위해서는 먹기 쉬운 방법을 선택하는 것이 아니라, 효과를 높이는 사용방법을 취하는 것이 필요하다. 처음에는 약간 비위에 맞지 않는 듯 해도 올바르게 프로폴리스를 먹으면, 차차 아무렇지도 않게 된다. 계속 먹고 있는 동안에 '이 냄새가 있기 때문에 효과가 있는 듯 싶다' 고 느끼는 사람도 많은 것 같다.

　또한, 거의 모든 해설서가 프로폴리스를 녹차, 홍차, 커피, 우롱차에 타서 먹는 것은 좋지 않다고 한다. 이런 음료에는 '탄닌'이라는 모세혈관을 수축시키는 작용을 가지는 성분이 포함되어 있는데, 프로폴리스에는 반대로 혈액의 흐름을 좋게 하는 작용이 있기 때문에 이런 것과 함께 먹는다면 효과가 없어져 버린다고 생각된다. 따라서 프로폴리스와 함께 먹는 것은 물론, 프로폴리스를 먹은 후 한시간 정도는 이런 음료는 멀리하는 것이 한층 더 높은 효과를 기대할 수 있다.

진(점액=粘液)을 포함하여 모두가 프로폴리스

프로폴리스에는 기원(起源)식물에서 유래하는 진과 같은 물질이 포함되어 있으므로, 냉수나 온수에 타려고 하면, 수면에 그 성분이 떠오른다. 제품에 따라서는 이 진의 성분을 화학적으로 처리해서 복용하기 쉽게 한 경우도 있지만, 그 처리 방법 자체가 부작용을 낳는 게 아닌가 하는 것이 나의 견해다. 프로폴리스는 이 진도 포함해야 비로소 본래의 프로폴리스의 성분이 되는 것이다. 따라서 수면에 뜬 진도 함께 마시기 바란다.

액체 타입의 프로폴리스를 사용할 경우에는 먼저 컵에 프로폴리스 원액을 넣고, 그 위에 냉수나 온수를 부으면, 진의 성분도 녹일 수 있다. 이런 방법이면 컵에 진이 부착되지도 않고, 전부 마실 수 있을 것이다.

또한, 액체 타입을 먹는 방법에서 문제로 지적하고 싶은 것은 원액을 '캡슐' 등에 넣어서 먹는 방법이다. 이 방법에는 우선 '캡슐' 자체를 소화시킬 때, 위에 주는 부담문제가 있고, 더욱이 '캡슐'이 위 안에서 녹았을 때, 원액이 직접 위벽을 자극한다는 문제가 있다.

프로폴리스 액을 외용(外用)에 사용했을 때 상처에서 느끼는 강렬한 자극을 생각하면, 좋고 나쁜 것은 충분히 판단될 것이다.

또한 이 방법은 프로폴리스 액을 마셨을 때 입 안과 목, 식도 등에 차례로 주는 좋은 영향을 처음부터 포기한 것이라 하겠다. 묽게 탄 액으로 양치를 하면 충치예방과 잇몸의 강화효과가 있다고 하며, 목구멍의 점막 염증방지와 강화 등의 작용도 있다. 그리고 이들은 당의(糖衣)를 씌운 정제 타입의 것과 '약을 싸서 먹는 종이'를 사용해서 먹게 하는 방법에도 공통된다.

프로폴리스를 잘 다루자

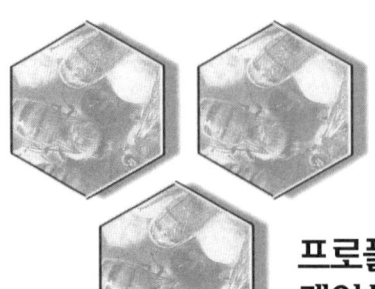

프로폴리스의 적정량에는 개인차가 있다

목적에 따라 틀리는 적정량

복용하는 양에 대해서도, 몸 '컨디션'과 체질, 증상 등에 따라 적정량에는 개인차가 있다고 생각되며, 한마디로 얼마를 복용하는 것이 최적이라고는 할 수 없다. 단, 일반적으로 건강유지를 목적으로 건강한 사람이 먹는 양으로는 액체 타입이면, 하루 10~20방울, 정제 타입이면, 10알 전후를 2~3회로 나누어서 먹는 방식이 적합하다고 본다.

그리고 감기에 걸렸다고 할 때, 피로가 안 풀린다, 식욕이 없다, 열이 있는 듯 싶다는 등, 몸 '컨디션'이 불안스러울 때는 건강 회복의 의미에서 약간 많이 한다는 등, 자기 판단으로 양을 조절해도 좋을 것이다. 또는 어린이에게 사용할 경우에는 성인의 절반으로 하면 될 것이다. 단, 프로폴리스는 어디까지나 건강보조식품이기 때문에, 건강한 사람도 병이 있는 사람도 양을 늘려 대량을 먹는다 해도 해(害)가 되지는 않는다. 또한 다른 약과 병용해도 문제가 일어나는 일은 없다.

이 책에는 하루에 정제 타입 프로폴리스를 50알~100알 먹고, 병의 개선에 효과가 있었다는 얘기가 나온다. 그러나 물론 일반적인

꿀벌이 주는 최고의 선물 超藥 프로폴리스

건강유지를 목적으로 한 사용방법으로는 이렇게 많은 양이 필요가 없다. 큰 병을 앓고 있는 사람이라도 대사(代謝), 흡수력이 우수한 사람이라면, 5~10알을 계속적으로 먹는 것 만으로도 충분한 효과를 얻을 수 있다고 한다.

대량섭취는 체험에 의한 지혜

암을 비롯한 어려운 병에 걸려있는 사람의 경우, 대량의 프로폴리스를 먹는다면 효과가 있다는 것을 알게 된 것도 실은 최근의 일이다. 전에는 나도 프로폴리스 사용방법에 대해서 문의를 받았을 때 너무 많은 양을 권하는 데에는 일종의 불안감이 있었던 것이 사실이다.

그러나 실제로 투병하고 있는 사람들이 대량으로 복용했을 때의 체험담을 나에게 보내오게 되었다. 나로서도 프로폴리스의 대량섭취 효과가 전국의 많은 프로폴리스 사용자들이 가르쳐 준 지혜라는 것을 고백해야 할 것이다. 단, 대량을 사용할 경우에는 특히 첨가물이 들어있지 않은 순수한 프로폴리스 제품을 선택하는 것이 절대조건이다.

그러나 아무리 대량으로 사용하는 것이 좋다고 해도, 예를 들면, 하루에 액체 타입 프로폴리스 40~50방울을 먹는 것은 건강한 사람이라도 상당히 고통스러운 일이다. 더구나 방사선, 항암제 등의 영향으로 액체를 삼키기 어려워진 사람들에게는 불가능에 가까운 것이다.

또한 액체 타입은 아무리 해도 마시기 어렵다는 사람도 있다. 이런 경우에는 반은 정제 타입으로, 반은 액체로 복용하게 하면, 비교적 쉽게 대량의 프로폴리스를 먹을 수 있게 된다. 흡수의 효율을 생각하면, 특히 병으로 체력이 약해진 사람, 고령의 경우는 액체타입을 먹는 편이 좋은 결과를 보인다는 것이 사실인데, 우선 일정량을 먹을 수 있는 방법을 자기만의 것으로 하는 것이 중요하다.

그리고 당연한 것이지만, 대량의 프로폴리스를 일생동안 사용하지 않으면 안 된다는 법칙은 없다. 병세가 개선된 후에는 그 건강을 유지할 만큼으로 양을 줄여도 아무런 문제가 일어나지 않는다. '메이커'나 판매 회사에 따라서는 양을 줄이는 지도를 게을리 하고, 언제까지나 대량으로 계속 사용하지 않으면 안 된다는 암시를 걸려고 하는 사람도 있는데, 정확한 정보를 토대로 사용자의 병과 함께 싸운다는 진지한 자세를 가지는 '메이커'라면 그런 악덕 상법 비슷한 판매방법은 취하지 않을 것이다.

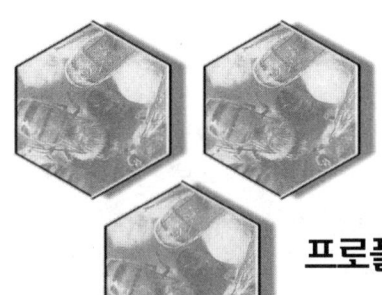

프로폴리스는 정보와 함께 구하자

　현재는 '붐'에도 힘입어, 많은 '메이커'에 의한 프로폴리스 제품이 팔리고 있다. 따라서 어떤 제품을 사용하면 좋을까 갈피를 잡지 못하는 사람이 많을 것으로 생각된다. 그 판단 기준의 하나가 사용자를 위한 상담 창구의 존재이다. 지금까지 얘기해 온 바와 같이 프로폴리스 사용방법은 사람마다 틀리며, 자기에게 적합한 사용법을 찾기 위해서는 경험이 풍부한 사람의 충고가 필요하다고 하겠다. 또한 사용 중에 있을 때도 병세의 변화에 따라 양을 줄이던가, 사용방법을 연구하는 등의 '노하우'가 필요하게 되는 경우도 많다. 프로폴리스 자체가 그 효과와 '메카니즘'이 명확히 해명되어 있는 것이 아니므로, 믿을 수 있는 것은 풍부한 경험과 지식 밖에 없다. 자신이 자기에게 적합한 사용방법을 모색할 수도 있겠지만, 빨리 알기 위해서는 이런 창구가 있는 '커뮤니케이션'을 중시하는 '메이커'를 선택하는 것을 권한다.

　나로서는 놀라운 일이지만, "프로폴리스를 사용하려면 병원치료를 거부하고, 프로폴리스에만 열중하라."고 지도하는 난폭한 '메이커'도 있는 것 같다. 앞에서도 말해왔지만, 이런 서양의학 거부자세는 옳다고 할 수 없다. 그것은 빨리 치유될 가능성이 있는 병을 공연히 오래 끌게 하던가, 또는 치유가 가능했던 병을 불치병으로 만들지도 모른다. 내가 아는 바로는 병원에서 제대로 치료를 받고, 약도 정확히 복용하며, 여기에 프로폴리스의 '써포트'를 기대는 방법이 가장 좋은 결과를 얻을 수 있다고 생각된다. 서양 의학적인 방법은 예를 들면, 암이라면 암의 병소를 철저히 공격하려는 만큼, 그 파괴력도 대단히 크다. 그 힘을 이용하며, 여러 부작용을 프로폴리스로 누른다는 것이 병에 대한 최강의 포진(布陣)이라 생각한다.

'메이커'에 따라서는 이런 정보를 제공하기 위한 '커뮤니케이션'을 귀중히 여기는 곳과 그렇지 않은 곳이 있다. 이것은 이러한 사용방법에 관한 플로우가 얼마나 중요한 의미를 가지고 있는가를 이해하고 있는가, 또한 많은 경험과 노하우를 가지고 있는가, 없는가에 따르는 차이라고 하겠다. 백화점의 건강식품 매장에서 대량 판매되며, 통신 판매되는 프로폴리스 제품에 이런 대응을 기대한다는 것은 상당히 어렵다고 하지 않을 수 없다.

나는 프로폴리스를 '메이커'와 판매회사가 직접 '페이스 투 페이스'의 판매방법을 취하고 있는 회사로부터 구입하여야 한다고 권하고 있는데, 이것은 대면(對面)판매를 실시하고 있는 '메이커'라면 적어도 얘기를 나누고 있는 동안에 프로폴리스에 대해서 그 회사가 가지고 있는 자세를 감지할 수 있을 것이라 생각하기 때문이다. 유감스럽게도 방문판매의 '스타일'을 취하고 있는 회사들 중에는 판매를 할 때만은 대면판매를 하고 있지만, 그 때만의 대응에 그치고, 판매 뒤에는 언제 보았던가 하는 태도를 보이는 경우도 있다. 많은 업자들 속에서 자기에게 가장 적합한 프로폴리스 활용법을 찾아내 주는 '메이커'를 독자 여러분이 만나게 되기를 바란다.

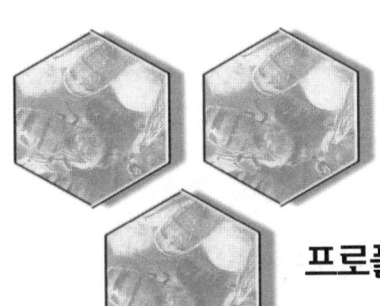

프로폴리스의 진은 훈장(勳章)

　액체 프로폴리스를 이용하고 있는 사람들 중, 컵이나 찻잔에 부착된 진(찌꺼기)때문에 고민하고 있다는 이야기를 들었다. 진 자체에 독성이 있는 것은 아니지만, 유리 등 투명한 용기에 진이 부착해 버리면 내부가 검은 갈색이 되어 보기 좋다고는 할 수 없는 것이 사실이다. "진이 컵 밑에 두껍게 부착되면 오히려 프로폴리스를 계속적으로 복용하고 있다는 실감이 나며, 훈장(勳章)같이 생각된다."는 사람도 있는데, 여기까지 달관하는 것은 대단한 일이다.

　확실히 프로폴리스의 진은 물로 씻는 정도로는 간단히 지워지지 않는다. 따라서 프로폴리스 용의 컵과 찻잔은 내부가 짙은 색으로 된 도자기를 택하는 것이 좋겠다. 프로폴리스 액이 그 컵이 아닌 곳에 부착된 경우에는 '티슈 페이퍼' 등으로 즉시 닦아 버리면 된다. 직후라면 깨끗이 지워지는 것도, 시간이 지나면 누렇게 부착되어 좀처럼 지워지지 않게 된다. 만약 이런 자국이 생긴 경우나 컵의 진을 깨끗이 지워버리고 싶으면, 약국에서 팔고 있는 소독용 '에탄올'을 천이나 '키친 페이퍼'에 묻혀서 그것으로 닦으면, 비교적 간단히 지울 수 있다.

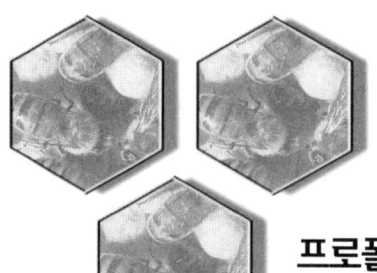

프로폴리스+α로 만들어지는 높은 효과

기계적 혼합은 효과를 격감시킨다

프로폴리스로 대단히 많은 제품이 나오고 있다는 얘기를 했는데, 최근 내가 주목하고 있는 몇 개의 제품이 있다. 그것은 프로폴리스와 한방약 원료인 덴시치 인삼, 또는 로얄제리를 배합하여 그 상승효과를 얻는 데 성공한 제품이다. 또한 프로폴리스와 배합하여 주로 외용(外用)에 사용함으로써 높은 효과를 발휘하는 것으로, 소위 '호오스 마크 크림' 이라는 것이 있다.

프로폴리스라는 것은 대단히 이상한 성질을 가지고 있으며, 일반적으로는 다른 성분과 혼합되면서 효과가 격감한다는 것을 경험에 의해서 알고 있다. 그것이 같은 꿀벌에 유래하는 벌꿀, 로얄제리라 할지라도 완전히 혼합되어 화학적으로 결합하여 딴 물질이 되어 버린 경우에는 프로폴리스다운 작용을 발휘하지 않는다. 1 더하기 1이 2가 된다면 모르지만, 1이하가 되어 버리는 경우도 있다는 것이다. 따라서 배합한다고 하더라도 그냥 기계적으로 섞으면 안 된다는 것이다. 미묘한 배합률을 철저히 연구하는 등 제법상의 특수한 노하우 전부를 숙지(熟知)한 후에 배합하는 것이 필요하다.

다음 항목부터 소개하는 것은 이러한 프로폴리스 +α의 제품 특유

꿀벌이 주는 최고의 선물 超藥 프로폴리스

의 제조상 문제를 '명확히' 하고, 사용자로부터 높은 평가를 받고 있는 것들이다.

　물론 그냥 프로폴리스만을 사용해도 효과가 나타난다는 사람은 많다. 그러나 이것을 100알을 먹어도 별 효과가 나타나지 않는다는 사람이 있는 것도 사실이다. 이런 사람일지라도 덴시치 인삼, 로얄제리를 배합한 이런 제품을 이용하면, 놀라울만큼 즉시 결과가 나타나는 경우가 있다. 특히 암들 중에서도 당뇨병과 고혈압 등을 함께 앓고 있는 중증인 사람과 투병으로 체력이 떨어진 사람, 또는 호흡기계, 순환기계병인 사람에게는 덴시치 인삼이 들어있는 프로폴리스의 효과가 높다. 또한 부인과계의 병 이외에 간장병, 간암에 걸린 사람이 로얄제리가 혼합된 프로폴리스를 이용하면, 경과가 많이 달라진다고 한다.

유효한 경험자의 어드바이스

　앞에 말한 바와 같이 프로폴리스를 사용하는 데 어떤 방법이 좋은가 하는 것은 개인차가 있다. 그것은 활용하려는 대상에 덴시치 인삼이 들어있는 프로폴리스나 로얄제리가 든 프로폴리스를 합쳐도 마찬가지라고 생각할 수 있다. 즉, 사용하려는 사람의 체질과 컨디션, 또는 병의 종류와 상태에 따라, 어떤 프로폴리스를 얼마만큼 사용하면 최대의 효과를 기대할 수 있는가 하는 것이 결정된다. 사실상 사용방법이나 배합을 바꾸면, 프로폴리스의 효과도 달라진다. 아마도 몸 컨디션이나 병에 따라 흡수력도 다르고, 몸이 요구하는 성분도 다르기 때문일 것이다. 물론 흡수력에 불안이 있는 사람에게는 액체타입이, 중환자에게는 덴시치 인삼이나 로얄젤리가 든 것 등과 프로폴리스 100%인 것을 병용하는 것이 좋다는 등의 '베이스'가 되는 노하우는 있지만, 이런 것은 많은 경험과 정보에서 이끌어 낼 수밖에 없는 것이 현실이다. 따라서 여기에 상세히 말하기는 어려운 것이며, 또한 무의미한 것이 아닌가 싶다.

만약, 여러분 주위에 프로폴리스의 모든 것을 잘 아는 경험자가 있으면, 자기에게 적합한 사용방법에 대해서 솔직히 상담할 것을 권한다. 혼자서 시행착오를 거듭하면서 유효한 방법에 도달할 수 있을지 모르지만, 여기에는 반드시 시간이 걸리게 된다. 만약 자기의 병세가 긴 시간을 허락해 주는 것이라면 몰라도…….

나에게 많은 사람들이 상담과 문의를 해온다. 여러 가지 사정을 듣고, 가능한 '어드바이스'를 하고는 있지만, 실제로는 전화와 편지로 하는 '커뮤니케이션'으로 제한적이라고 하겠다. 따라서 현재 각지의 '프로폴리스의 광장' 회원들의 협력을 얻어, 가장 정확한 프로폴리스 활용법을 '어드바이스' 할 수 있게 된 것은 우리 활동의 커다란 의의라고 생각하고 있다.

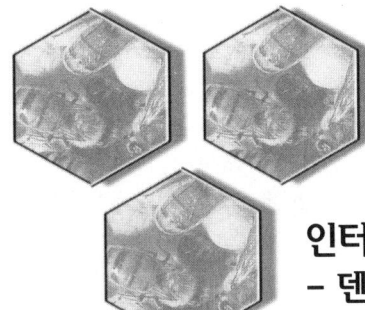

인터페론의 활성화로 난치병을 이긴다
– 덴시치 인삼(田七人蔘) 함유 프로폴리스

덴시치 인삼(田七人蔘)의 '사포닌' 효과

중국의 운남성에서만 채취된다는 덴시치인삼(田七人蔘)은 삼칠인삼(三七人蔘)으로도 불리며, 또는 인삼삼칠(人蔘三七), 전삼칠(田三七) 등으로 불린다. 인삼들 중에서도 특별한 귀중품이라 할 수 있다. 씨를 뿌린 뒤, 3년에서 7년 후에 겨우 수확하게 되므로 이런 이름을 갖게 되었다고도 하며, 7년 간이나 흙 속에서 자라는 동안 주위의 흙의 양분을 모두 흡수해 버리기 때문에, 덴시치 인삼(田七人蔘)을 수확한 후에는 토양이 나빠져서 수년 간은 경작할 수 없게 된다고 한다. 이 만큼의 영양분을 가득 채운 덴시치 인삼이므로, 돈으로도 바꿀 수 없는 귀중한 비약(秘藥)이라는 의미에서 '전불환(全不換)'이라는 별명이 있을 정도이다.

지금으로부터 400년 전 중국에서 완성한 유명한 약물서적 '목초강목(木草綱目)'에는 이미 '삼칠인삼(三七人蔘)' 항목이 있고, "지혈, 진통작용과 함께 혈액순환 장애를 개선하는 작용이 있다."고 기록되어 있다. 덴시치 인삼은 옛부터 많은 한방약의 '베이스'로 귀중하게 사용되었으며, 한방약들 중에는 성분의 80% 이상을 덴시치 인삼이 차지하며, 나머지 10~20%에 여러 가지 한방약을 조금씩 혼합함으로써, 다종다양한 효과를 얻고 있는 것도 있다. 즉, 덴시치 인삼은 미량 성분의 효과를 최대한으로 발휘시키는 작용을 가지는 것으로 생각되어 왔다.

덴시치 인삼에는 철분, 비타민A, 칼슘, 단백질, 지방, 당질 등 외에 12종의 '사포닌'과 대량의 '게르마늄'이 함유되어 있는 것이 특징이다.

사포닌은 만능의 효과를 보이는 약용인삼의 성분으로 유명한데, 실제로는 유전물질인 DNA와 단백질 대사 등의 세포 '레벨'에서 활력을 주는 효과를 가지고 있다고 생각된다. 이 작용은 항스트레스, 항역노(抗疫勞), 작업능력 증진, 성선(性腺) 발육촉진, 혈당치 강하 등 외에 단백질의 합성능력을 높이고, 부신피질 호르몬의 분비를 촉진하는 효과와 빈혈치료 효과 등의 보고가 있다.

더욱이 '사포닌'의 항암작용에 대한 보고도 1978년 일본 암 학회 등을 단서로 수많이 발표되었다. 예를 들면 '사포닌'을 조직 배양해 간암에 투여하면, 암세포가 변형되어 얼마 안되어 정상세포가 되었다는 실험이 있다. 또한 암환자에게 인삼의 '사포닌'을 짙게 함유한 추출 '엑기스'를 투여하니, 약 70%의 환자에게서 암 진행을 억제하는 효과가 있었다고 보고되어 있다.

즉, '사포닌'의 효과란 우리들이 외부로부터 받는 여러 가지 악영향에 대한 생체의 저항력을 증대시켜, 몸을 건강상태로 유지시키는 것이라 하겠다. '사포닌'은 암을 비롯하여 많은 성인병을 방지함과 동시에 아름다운 피부를 만들게 하는 데도 도움이 되는 것이다.

게르마늄도 주목되는 성분

덴시치 인삼에 함유되는 또 하나의 주목 성분인 '게르마늄'은 유기화합물로 되어, 체내에 산소를 공급하는 역할을 가지는 물질이라고 한다. 예전에 노구찌 히데요 박사는 "만병은 산소 결핍에서 생긴다."고 했다. 또한 독일의 세계적인 암의 권위자인 '와루 브르구' 박사도 "암은 산소 결핍에 의한다."고 하였다. 체내에 산소를 공급하는 기능을 가지는 '게르마늄'은 그 강력한 탈수소(脫水素) 능력에 의하여 암세포를 산화하고, 세포자체의 활동을 정지시켜 버린다.

더욱이 유기(有機) '게르마늄'에는 BRM(생물학적 응답조정물질)인 '인터페론'을 유발하는 작용이 있다는 것을 알고 있다. 항암제로 많이 사용되는 '인터페론'은 그 효과가 학회와 임상에서 인정되고 있다.

예를 들면 제43회 '바이러스' 억제 인자(因子) 연구회에서는 국립예방연구소의 '바이러스' 중앙검사부장과 후생성의 시험연구부 회장이 "인터페론이 뇌종양과 골수종, 성인 T세포 백혈병, 전이성 악성 흑색종 등 어떤 종류의 암에 많은 효과가 있는 것을 확인했다."고 보고하고 있다.

이런 보고에 의하면, 윗턱암, 전이성 악성 흑생종과 전이성 피부암, 뇌종양, 백혈병, 골수종, 다발성 골수종, 악성 임파종, 성인 T세포 백혈병 등의 환자에게 '인터페론'을 투여하였더니, 20~25%의 유효율이 있었다고 한다. 20~25%라면 낮은 것같이 느껴지지만, 이 중에는 불치의 병이라고 해 온 병이 완쾌되었다는 예도 있으니, 환자에게는 한 줄기의 광명이 될 것이다.

그밖에 '인터페론'의 효과가 있다고 하는 연구가 보고된 병으로는 만성 관절 류마티스, 만성 호흡부전, 난청, 혈압정상화, 당뇨병, 만성 간염, 간기능 장해, 본태성 고혈압, 피부 소양증, 간반(肝斑), 노인성 색소증, 알레르기성 비염, 아토피성 피부염, 습진, 여자 안면 흑피증, 만성 신우신염 등이 있다. 또한 최근에는 '에이즈 바이러스'의 증식을 억제하는 것도 시험관 내의 실험에서 확인되었다.

덴시치 인삼이 이와 같이 여러 증상들에 커다란 효과를 가지는 것은 이런 '사포닌'과 '게르마늄'이 가지는 직접, 간접적인 작용에 의한 것이라 생각되고 있다.

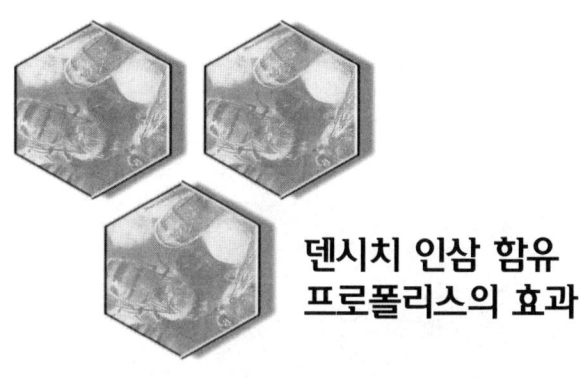

덴시치 인삼 함유
프로폴리스의 효과

　덴시치 인삼 함유 프로폴리스는 이와 같은 덴시치 인삼이 가지는 작용과 프로폴리스가 갖는 작용을 상승시켜, 허약한 체질, 컨디션에도 높은 흡수효과를 얻을 수 있게 한 제품이다. 특히 협심증 등 심장 질환과 고혈압, 혈액병 등 순환기계의 증상, 뇌종양과 같은 치료가 어려운 장소에 종양이 있을 경우, 간장병, 피부가 검어지는 증상에는 프로폴리스 100% 제품 이상으로 빠르게 효과를 발휘하는 결과를 나타낸다.

　예를 들면 거미막하출혈, 뇌경색 같은 혈관병, 발작을 일으켜 그 후유증이 남아있는 경우에는 덴시치 인삼 함유의 프로폴리스를 사용하면, 빠른 사람이면 1주일에서 10일 정도로 언어발음이 좋아지고, 손발이 저리는 것도 없어졌다는 등의 효과가 나타났다는 예도 있다. 이러한 효과를 생각하면, 프로폴리스에 덴시치 인삼을 배합함으로써, 세포의 재생이 더욱 빨리 활발해지고, 재빨리 효과를 올리는 작용이 생기는 것이라고 할 수 있다.

　이런 덴시치 인삼 함유의 프로폴리스 효과를 극히 객관적으로 나타내고 있는 것이 다음 페이지에 소개하는 사진 예이다. 이것은 피부가 검어진 것과 습진 등의 증상으로 고민하던 여성이 덴시치 인삼

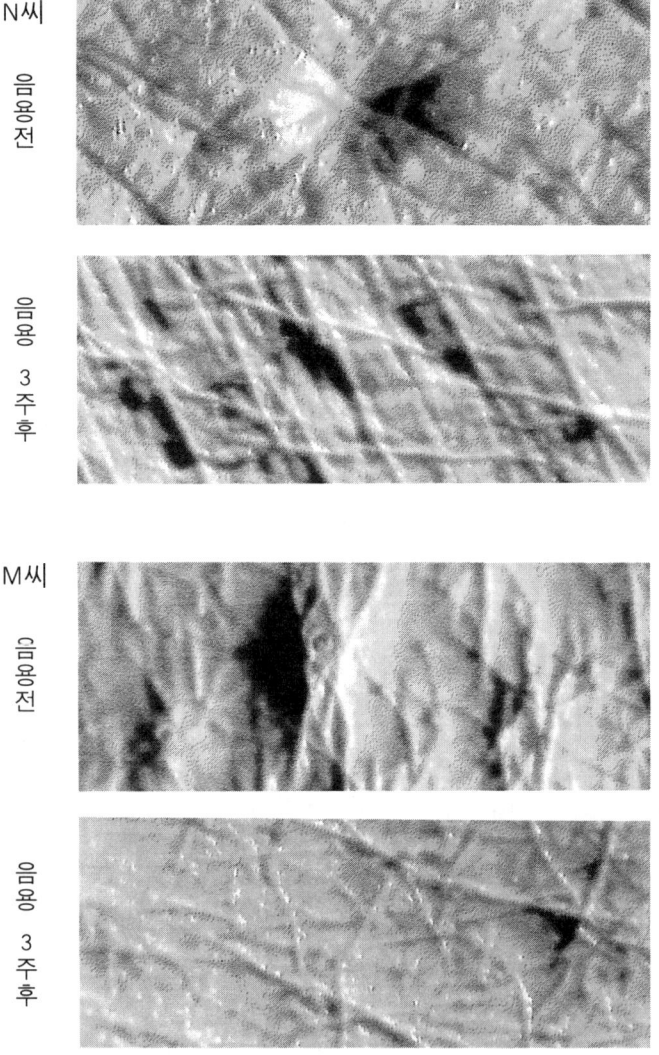

N씨 음용전

음용 3주후

M씨 음용전

음용 3주후

꿀벌이 주는 최고의 선물 超藥 프로폴리스

함유의 프로폴리스를 사용하기 전과 사용하기 시작해서 3주일 후의 피부 '복제(replica)'를 채취해서, 이것을 다시 현미경으로 확대한 것이다. 젊고 건강한 피부를 현미경으로 보면, 살결이 팽팽하고, 피부의 세포가 정연하다는 것을 알 수 있으며, 덴시치 인삼 함유의 프로폴리스를 사용한 후의 사진에서는 습진 등이 깨끗이 치유되었을 뿐만 아니라, 피부의 젊음이 소생된 것을 알 수 있을 것이다.

더욱이 덴시치 인삼 함유의 프로폴리스는 맛과 냄새도 부드럽고, 먹기 쉬운 점이 사용자들의 호평을 받고 있다. 그리고 맛만 부드러워진 것이 아니라, 덴시치 인삼 함유의 프로폴리스는 호전반응이 좀처럼 나타나지 않으며, 나타난다 해도 대단히 완만한 형태를 보이는 특징이 있다. 프로폴리스 100% 제품에서는 때로 호전반응이 강렬히 나타날 때가 있었다.

만약 아토피성 피부염과 류마티스 환자에게 강렬한 호전반응이 나타나면, 예를 들어 아토피성 피부염인 사람이라면 거칠어진 피부에다 습진이 겹치는 고통스러운 상태가 될지도 모른다. 류마티스인 사람의 경우도 강렬한 통증을 일시적으로 일으키며, 환부가 붓던가, 열이 생긴다던가 한다는 것도 생각할 수 있다.

덴시치 인삼 함유의 프로폴리스는 이러한 강렬한 호전반응을 걱정할 것 없이 사용하는 양을 착실히 늘려갈 수 있으며, 프로폴리스가 가지는 확실한 효과를 가장 짧은 기간에 체험할 수 있을 것이다.

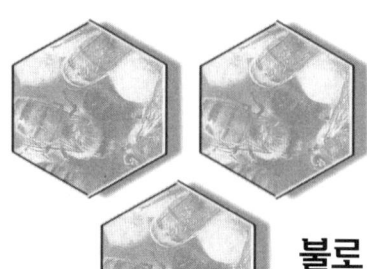

불로 장수의 비약(秘藥)으로 성인병을 개선 – 로얄제리 함유 프로폴리스

소위 건강식품에는 흥미가 없어도 많은 사람들이 이름을 알고 있을 정도로 일본에서는 대중화 된 존재인 로얄제리. 그 지명도와 소비량은 수많은 건강식품 중에서도 뛰어난 것이다.

로얄제리는 젊은 일벌(암벌)이 꽃가루를 먹고, 그 엑기스(精)을 흡수한 후, 그것을 체내에서 재합성하여 머리부분에 있는 하인두선(下咽頭腺)이라 불리는 기관에서 분비되는 유백색의 점액성 물질이다. '로얄제리'가 여왕벌의 먹이라는 것은 잘 알려져 있는데, 꿀벌이 선택한 존재인 여왕벌이 되는가, 아니면 다수의 일벌이 되는가는 오직이 '로얄제리'가 얼마만큼 주어졌는가에 달려있다. 즉, 여왕벌도 일벌도 알(卵)은 같은 것이지만, 부화해서 약 60시간에 어떤 먹이를 섭취했는가에 따라 그 벌의 삶이 결정되는 것이다.

태어나서 줄곧, '로얄제리' 100%의 먹이를 섭취하는 여왕벌은 체중도 일벌의 2.5배, 수명은 일벌이 겨우 40~50일인 데 비해, 여왕벌은 3~5년에 이른다고 한다. 더욱이 여왕벌은 최성기에는 하루에 2,000개 이상의 알을 낳는다.

이러한 경이적인 힘을 갖는 여왕벌의 '파워'와 '스테미너'의 원천인 '로얄제리'는 옛부터 중국에서 불로장수 약으로 귀중하게 여겨

왔으며, 일반적으로도 영양가가 높은 건강식품, 또는 약품으로 이용되고 있다. 현재는 노화방지, 고혈압, 당뇨병, 자양강장, 항균작용 등의 효과를 비롯하여, 표피세포의 생리기능 촉진 등 먹는 화장품으로도 그 효과가 널리 인정되었다. 또한 임상적으로도 자율신경 중추의 노화방지, 콜레스테롤의 증가억제, 항암, 일과성의 혈류 증가 등에 효과가 있다는 것이 확인되었다.

'로얄제리' 성분 중에서 약 20%를 차지하는 것이 단백질인데, 그 중에서도 주목되는 것은 젊어지는 호르몬이라고 불리는 '페로친'과 비슷한 물질이 풍부히 함유되어 있는 것이다. 또한 간 기능을 증강하는 '메치오닌'과 각종의 필수 '아미노산'이 함유되어 있는 이외에 허약 체질의 개선, 동맥경화, 협심증, 심근경색, 간장병, 위하수, 안정(眼精)피로, 습진 등에 효과가 있다고 하는 인산화합물도 풍부하다.

더욱이 노화방지와 강장작용 등 '로얄제리'의 대표적인 효과를 담당하는 물질로서는 '판토텐산'이 있다. 이 물질은 탄수화물의 대사(代謝)를 촉진시키며, 특히 부신 피질의 기능을 높이는 작용을 한다. 그렇기 때문에 탈모와 백발, 심장장애, 신장장애, 신경통, 피하출혈 등의 증상 개선에 뚜렷한 효과를 가진다고 한다. 이 밖에도 비타민 B군과 각종 미네랄 등 로얄제리에 함유된 영양분은 대단히 다채로운데다 풍부하다. 이런 성분의 종합적인 작용에 의하여 '로얄제리'는 많은 성인병의 개선과 노화 방지, 또한 노이로제와 같은 정신적인 증상에도 효과가 있다고 보고 있다.

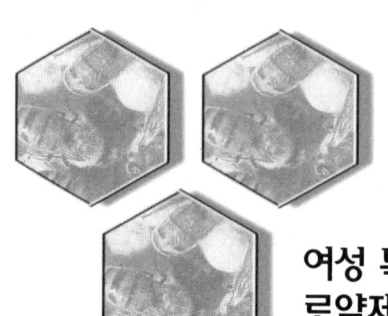

여성 특유의 증상에 로얄제리의 높은 효과

　로얄제리 함유 프로폴리스는 이렇게 영양이 풍부한 물질인 로얄제리와 프로폴리스를 절묘한 비율로 배합한 것이다. 로얄제리는 취급이 대단히 미묘한 물질이며, 그 속에 함유된 단백질과 지방질은 금속 '이온'과 마주치면 곧 굳어지든지, 분리되든지 한다.

　따라서 단순히 로얄제리와 프로폴리스를 혼합하는 것은 따로라면 효과가 높은 두 물질의 작용을 엉망으로 만들어 버리는 것이 꼴이 될 것이다. 그래서 이 로얄제리 함유 프로폴리스는 로얄제리와 프로폴리스를 제각기 '프리즈 드라이' 등의 특수한 제법에 의하여, 과립 상태로 하여 혼합하는 방법으로 만들어지고 있다. 즉, 화학적으로는 완전히 별개의 물질을 물리적으로 혼합해 각각의 효과를 최대한 발휘시키는 데 성공한 것이다.

　이 로얄제리 함유 프로폴리스를 권하고 싶은 증상으로는 먼저 갱년기 장애 등 여성 특유의 증상을 들 수 있다. 좋지 않은 곳이 아무 데도 없는데, 왠지 모르게 컨디션이 나쁘다든지, 안달이 난다든지, 또는 잠을 제대로 잘 수 없다든지 하는 소위 부정수소(不定愁訴)로 고민하는 사람에게는 실로 99%의 확률로 효과가 기대된다고 한다.

　또한 쉽게 상기(上氣)되는 사람이 사용하면 10~15분 정도에 상

꿀벌이 주는 최고의 선물 超藥 프로폴리스

기가 없어지고, 상쾌한 기분이 된다고 한다.

간경화, B형/C형 간염을 비롯한 간장장애로 고생하는 사람들도 로얄제리 함유 프로폴리스를 깊이 신뢰하고 있다고 말하고 있다.

당뇨병과 고혈압 같은 성인병을 가지고 있는 사람들의 증상 개선에도, 또는 '택시'나 '트럭' 운전사들처럼 육체적으로나, 정신적으로 스트레스를 많이 받는 일을 하고 있는 사람들의 피로 회복에도, 노인이나 병중, 병후에 체력이 쇠약해진 사람들의 자양강장에도 유례를 볼 수 없는 훌륭한 효과를 나타내고 있다.

프로폴리스를 잘 다루자

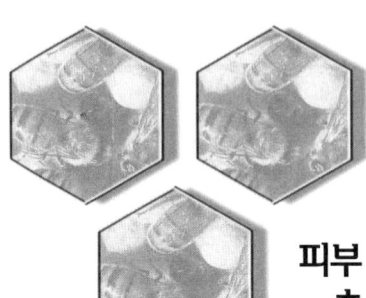

피부 침투력으로 프로폴리스를 살리는
– 호오스 마크 크림

옛날 길가에서 두꺼비 기름을 파는 장사꾼이 만능 상처 약으로 실제로 팔았던 것은 말기름이었다는 설이 있다. 실제로 말기름(馬油)은 화상의 특효약으로 옛부터 알려졌으며, 일본에서도 옛부터 민간약으로 극히 일상적으로 사용되고 있었고, 중국과 티벳에서도 그 효과가 알려졌었다고 한다.

이 말기름을 말하는 데서 특기할 만한 특징은 놀라울 정도의 침투력이다. 말기름을 피부에 바르면, 저절로 배어드는 듯한 감이 있는데, 그것은 말기름의 성분이 다른 동물성 기름에 비하여 사람 몸에 있는 지방성분에 가깝기 때문에 느끼는 감촉이라고 한다. 또한 말기름은 피부의 피하조직에까지 빨리 배어들어 자극을 주는 동시에, 피부의 보온력을 높이고, 혈액의 순환을 좋게 하는 작용이 있다고 한다.

수년 전부터 이런 말기름의 특징을 살려주는 성분만을 배합하고, 여기에 한방(韓方)의 엑기스와 피부에 윤기를 주는 화장품 재료 등을 넣은 것이 등장해, 호오스 마크 크림이라는 이름으로 판매되게 되었다. 이 호오스 마크 크림은 모든 재료를 90도까지 가열하여 완전히 균일하게 녹여서, 진공유화(眞空乳化)의 방법으로 혼합하여 크

꿀벌이 주는 최고의 선물 超藥 프로폴리스

림 상태로 하고, 다시 이것을 30도 전후까지 급속히 냉각하는 방법으로 제조되고 있다. 이러한 제조법에 의하여 끈끈한 감촉과 말기름이 가지는 독특한 냄새가 없고, 가장 위생적인 크림으로 등장한 것이 호오스 마크 크림이다.

호오스 마크 크림의 주요 성분은 스테아린산(동·식물에 글리세린에스텔로서 함유됨), 팔미틴산(동물유지, 팜유, 목랍 등에 함유됨), 오레산 (액체의 지방산), 스쿠알렌(상어의 간장으로부터 추출한 기름을 가열, 수소를 첨가하여 안정화한 화장품 기초재) 등이며, 이들 고급지방산(高級脂肪酸)의 작용에 의하여, 피부에 대한 강한 침투력과 피부의 산화방지작용, 살균력, 피부에 대한 높은 친화성 등의 특징이 생기고 있다.

이러한 고급 지방산은 특히 중년 이상이 되면 피부로부터 사라지며, 이것을 보급해 주는 것으로 피부의 노화를 방지할 수 있다. 또한 이 크림에는 자외선으로부터 피부를 보호하는 UV효과도 인정되었으며, 사계절을 통하여 사용할 수 있는 기초 화장품으로 후생장관의 인가를 받았다.

또한 "피부가 약해서 화장품을 쓸 수 없다"하여 고민하는 여성의 얘기를 들을 때가 있는데, 호오스 마크 크림은 갓난아기의 기저귀 때문에 헐어 버린 곳에도 사용된다고 할 만큼 자극이 적은 것으로, 이러한 민감한 피부인 사람들도 안심하고 사용할 수 있다고 하겠다. 여태까지 마유(馬油)라는 이름으로 판매되고 있던 것은 어디까지나 '잡품(雜品)'으로 취급되고 있으며, 정식으로 화장품으로 인정되고 있는 것은 호오스 마크 크림 이외에는 없다.

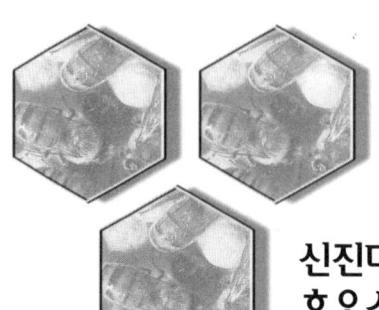

신진대사를 활발하게 하는
호오스 마크 크림

피부의 노화를 방지한다

20대 후반이 되면, 피부는 노화되기 시작한다. 노화와 함께 피부는 탄력을 잃고, 그 때문에 주름이 생기게 된다. 그러나 이러한 노화 속도는 일상적인 주의에 의하여 늦을 수도, 빠르게 할 수도 있다고 한다. 호오스 마크 크림을 사용한 '맛사지'는 피부에 자연스러운 팽창력과 윤기를 줄뿐 아니라, 피부 밑에 있는 모세혈관의 혈행(血行)을 촉진하여, 피부에 영양을 골고루 보내며, 신진대사를 활발히 하여 항상 젊은 피부를 만들어 준다.

또한 기미가 끼어버린 부분에도 호오스 마크 크림을 이용하면 좋을 것이다. 기미는 피부조직 속에 있는 멜라닌 조직이 폭주하여, 피하의 멜라닌 색소 생산이 계속되는 상태이다. 이러한 세포의 활동을 정상화함으로써, 기미는 개선되고, 시간이 지나는 동안에 거의 없어질 것이다. 또한 여드름의 원인인 잡균의 번식을 누르는 작용을 하는 호오스 마크 크림은 이런 것들의 예방·치료에 훌륭한 효과를 발휘해 준다.

얼굴 피부뿐 아니라, 두피를 젊게 할 수 있는 것도 호오스 마크 크림의 효과이다. 호오스 마크 크림을 두피에 발라 맛사지를 해서 자

꿀벌이 주는 최고의 선물 超藥 프로폴리스

극을 주고, 두발 밑뿌리에 윤기를 주면, 두발은 광택이 나고 검어지게 된다. 특히 탈모가 많아진 듯한 상태의 두피는 굳어지고, 모근이 약해져 있다. 따라서 호오스 마크 크림을 사용한 맛사지로 영양과 자극을 주고, 혈행을 개선함으로써, 이런 탈모는 방지될 것이다.

또한 영양불량과 혈행 부전으로 두발이 약해지고, 말라빠진 상태의 솜털도 호오스 마크 크림의 혈행 촉진작용으로, 모근세포가 활성화되어, 튼튼하고 훌륭한 두발로 자라게 하는 것이 가능해진다.

살균효과와 혈행 촉진작용

화상 특효약으로 사용해 온 것이 말기름(馬油)인데, 호오스 마크 크림에는 화상에 대한 효과는 물론, 습진과 염증의 개선 효과도 인정되었으며, 꽃가루증, 아토피성 피부염, 뻐근한 어깨와 요통 등 실로 다양한 증상에도 애용되고 있다.

외상의 조기치료에는 우선 살균이 필요하지만, 호오스 마크 크림은 피부 속에 신속히 스며들어, 상처 내부에서의 세균활동을 못하게 한다. 또한 상처를 바깥 공기로부터 차단하며, 세균의 유입과 번식을 억제하는 효과도 있다. 이런 효과에 의하여 호오스 마크 크림은 고치기 어려운 치질과 욕창에도 효과적이라 한다.

치질의 경우는 목욕을 한 후 항문주위에 손으로 바르던가, 탈지면에 발라 항문입구에 넣어주며, 빠른 사람은 2~3일에 효과가 나타난다. 혈행 불량이 원인이 되는 욕창인 경우에도 호오스 마크 크림의 성분이 신속히 스며들어 진물렀던 피부가 건조한 상태로 된다. 욕창을 예방하기 위해서 환자가 목욕한 후에는 잠자리와 닿는 부분에 호오스 마크 크림을 얇게 바를 것을 권한다.

호오스 마크 크림에 혈행을 촉진하는 작용이 있다고 하기 때문에, 혈행 불량에 원인이 있다고 생각되는 증상-일본인의 국민병이라고도 할 수 있는 쑤시는 어깨와 허리의 통증해소, 냉한 체질의 개선, 류마티스와 신경통, 근육통 등-에의 개선효과는 큰 것으로 보인다. 이러한 증상의 개선에는 목욕물 속에서 환부를 충분히 따뜻하게 한 후, 호오스 마크 크림을 사용한 맛사지를 하루에 수 차례 계속하면 효과가 좋은 모양이다.

　좌상(挫傷), 염좌(삔데), 타박 등의 경우에도 먼저 환부를 차게 하고, 어느 정도 부기가 가라앉은 후에 호오스 마크 크림을 바른다. 호오스 마크 크림을 충분히 바른 '거즈'를 사용한 찜질도 효과적이다.

　만병의 근원이라고 하는 감기에 걸린 듯 했을 때나, 코막힘, 비염, 축농증 등의 불쾌한 코의 증상인 경우에도 염증을 일으키기 시작한 점막에 호오스 마크 크림을 바르면 효과적이다. 또한 꽃가루증인 사람이 코 점막에 호오스 마크 크림을 발라두면, 꽃가루를 차단하는 동시에 염증을 가라앉힐 것이며, 아토피성 피부염과 노인성 습진, 무좀 등의 고치기 어려운 병이라도 모두 피부의 청결과 호오스 마크 크림을 정성껏 바르는 것을 계속하면, 반드시 개선효과가 나타나게 될 것이다.

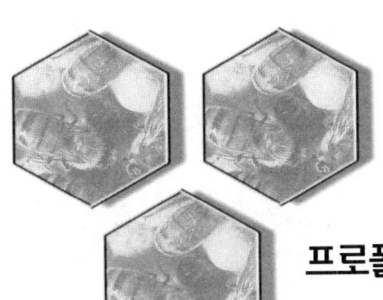

프로폴리스와의 강력 콤비네이션 효과

이렇게 여러 가지 작용을 하는 호오스 마크 크림인데, 그 효과를 한층 더 높여주는 것이 프로폴리스와의 병용이다.

예를 들면 화상을 입었을 경우에는 냉수로 차게 하는 것이 제일이라고 생각하겠지만, 가벼운 화상이라면 우선 환부에 프로폴리스를 섞은 호오스 마크 크림을 바르고, 여기에 '거즈'를 놓고, 그 위에 물을 부어 차게 하는 것이 효과가 높다는 것이다.

화상이란 말하자면, 피부에 화재가 난 것과 같은 상태이다. 호오스 마크 크림을 발라 피부 표면으로부터의 산소공급을 차단함으로써 그 화재를 진화하고, 염증 부분을 적게 하고, 정도도 가볍게 한다는 것이다. 또한 세균의 감염에 의한 화농을 방지함과 동시에 프로폴리스가 세포의 재생을 촉진하고, 단시간에 치유하여 보기 흉한 화상 자국과 반점을 남기지 않는다는 효과도 있다.

프로폴리스 + 호오스 마크 크림은 이렇게 피부에 남는 반점 등에도 효과가 있다는 체험담이 있다. 예를 들면 유방암 때문에 방사선 치료를 받았을 때에 생긴 검은 흔적이 프로폴리스를 사용하는 한편 크림을 발랐더니, 점점 흑점이 연해지고 어느덧 없어졌다고 한다. 또한 가을까지 기미로 남아있던 햇빛에 탄 자리가 이 크림을 발랐더니 여름 전보다 살결이 희게 되었다고 기뻐한 일도 있다.

베인 상처, 찰과상, 타박상, 염좌 등의 외용약으로는 물론, 뻐근한 어깨와 요통, 관절통에도 프로폴리스와 호오스 마크 크림의 배합은 상승효과를 발휘한다.

특히 4, 50대의 어깨 통증 같은 고통스러운 증상과 류마티스, 아토피성 피부염과 같은 심각한 병에도 이 프로폴리스 + 호오스 마크 크림의 '콤비' 위력은 압도적이다.

또한 폐암에 걸려 프로폴리스를 사용조차 못하게 된 환자의 가슴에 프로폴리스를 많이 섞은 호오스 마크 크림을 발라 주었더니, 호흡이 편해졌다고 말해 준 사람이 있다. 또한 척추에까지 암이 전이되어 견딜 수 없는 등의 통증에 시달리던 사람이 같은 크림을 발랐더니 편해졌다고 고마워 한 일도 있다.

이러한 여러 가지 효과는 호오스 마크 크림을 프로폴리스와 병용하면, 호오스 마크 크림이 가지는 높은 침투력이 프로폴리스의 성분을 피부로부터 더욱 깊은 부분으로 침투시키며, 효과를 발휘하는 것으로 생각된다.

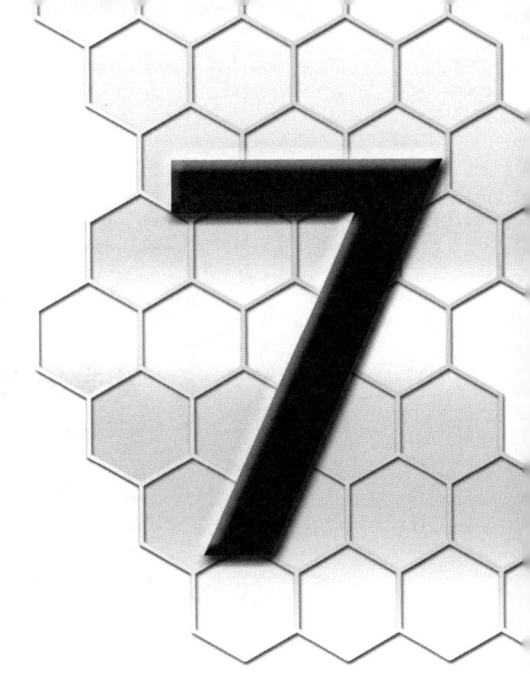

7

프로폴리스를 선택하자

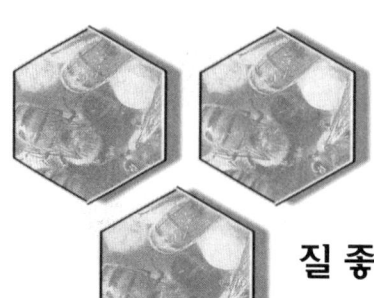

질 좋은 프로폴리스의 맛은

　그러면 다시 한 번 프로폴리스의 질(質)에 대해서 생각해 보겠다. 지금까지 이 책에서는 굳이 프로폴리스 제품의 품질에는 언급하지 않았다(반드시 주의할 필요가 있는 부분에서는 예외도 있었지만). 그러나 실제로 사용하는 프로폴리스에 따라 많은 차이가 있다. 제품에 따라서는 격렬한 부작용이 나는 것도 있다. 또는 부작용이라기 이전에 주작용마저 전혀 느껴지지 않는 품질까지도 있다.

　프로폴리스의 질은 아주 조금만 맛보아도 어느 정도 알 수 있다. 질이 높고, 지금까지 소개해 온 것과 같은 효과가 기대되며, 더구나 부작용이 없는 제품을 입에 넣으면, 처음엔 혀 끝에 짜릿한 자극이 있다.

　그리고 이런 자극은 순간적으로 혀 끝을 저리게 하고, 곧 없어져 상쾌한 맛으로 변할 것이다. 이것이 프로폴리스 본래의 엑기스가 가지는 맛이라는 것을 알기 바란다.

　그런데 불순물이 함유되어 있는 프로폴리스의 경우는 그렇지 않다. 낮은 질의 프로폴리스는 우선 눈으로 보아도 느낌이 다르다. 냉수나 온수로 타면 투명감에 현저한 차이가 있다. 진이 부자연스럽게 많으며 미세한 가루 같은 불순물이 가라앉는 것도 있다. 또한 성분

꿀벌이 주는 최고의 선물 超藥 프로폴리스

이 분리되어 좀처럼 녹지 않는 것도 있다.

불행히도 이런 낮은 질의 프로폴리스를 처음 사용하게 된 사람은 프로폴리스라는 것은 흙탕물과 같은 것으로 믿어버릴 가능성도 있다. 그리고 그 중에는 '그렇지만 약이 되는 것이니 할 수 없다'라며 생각하고, 구역질을 참아가며 마셨다는 경험을 가진 사람도 있을지 모른다

이런 제품의 유통을 허용하고 있는 현재의 시장 상황에는 한 사람의 사용자로서 분노를 금치 못하고 있지만, 이것이 현실인 이상 우리들이 현명한 사용자가 되어 건강을 쟁취하기 위한 길을 스스로 열어 나가지 않으면 안될 것이다.

그러기 위해서는 고품질의 프로폴리스 제품을 선택하기 위한 정보가 필요하다. 제7장에서는 이런 프로폴리스 제품의 품질을 정확히 알아보기 위한 정보를 간추려 보았다.

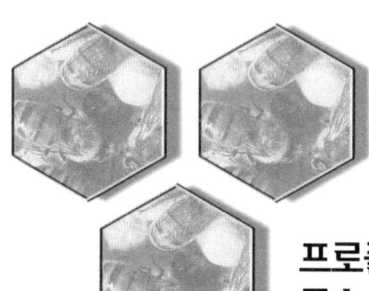

프로폴리스를 알고 있는 '메이커'는 극소수

일본의 프로폴리스 업계에서도 여명기에는 시행착오가 되풀이되었다. 예를 들면 당시의 해외문헌에 의하면 여러 나라에서 생산된 다양한 기원(起源)식물을 가진 프로폴리스를 혼합한 것이 효과가 높다고 씌어져 있었다.

그래서 프로폴리스를 제품화하기 위한 연구에 진지하게 몰두하는 어느 회사는 여러 종류를 혼합한 프로폴리스를 대상으로 작업을 출발시켰다. 그런데 시작 제1호 프로폴리스에는 전혀라고 해도 될 만큼 효과가 없었다고 전해지고 있다.

그 후 프로폴리스 연구는 어떤 종류의 프로폴리스가 효과를 없애는가 하는 소거법(消去法)에 의한 선별과 아울러 더욱 유효한 프로폴리스 성분을 추출하기 위해서는 어떻게 하면 좋을까하는 방법 모색이 진행되었다.

그러나 그 발걸음은 실로 지지부진했다. 그것은 하나의 프로폴리스 시작품이 완성되면, 그것을 협력자가 실제로 사용하여, 효과의 유무를 확인하면서, 연구를 진행하는 방법이 취해졌기 때문이다. 현재는 상식이 된 브라질산, 유칼리 유래의 프로폴리스의 우위성도 이렇게 착실한 작업으로 하여 발견된 것이다.

꿀벌이 주는 최고의 선물 超藥 프로폴리스

수없이 많은 실험을 통해 현재 고품질로 평가되고 있는 프로폴리스를 공급하는 기술과 '노하우'가 생기게 되었다. 그리고 겨우 최근 수년 전부터 안전하고 질 좋은 프로폴리스 제품이 일부 '메이커'로부터 안정된 제공을 받게 되었다. 지금의 프로폴리스 붐을 일으키게 한 것은 살암(殺癌)작용의 발견과 이들을 전해 준 '매스컴'이었을지 모르지만, 이 붐을 지탱해 준 것은 이렇게 노력을 쌓아온 '메이커'들이라 하겠다.

　현재는 프로폴리스를 제작·판매하고 있는 '메이커'가 급증하여 200개사(社), 혹은 500개사(社)에 이르게 되었다. 그런데 이들 '메이커'들 중에는 이러한 시행착오 경험이나 '터부'에 대한 '노하우'의 축적을 가지지 못한 곳도 적지 않다. 그 결과 프로폴리스의 내력도 모르면서 프로폴리스를 수입하여 추출하고, 제품으로 만들어 팔아 버리는 난폭한 일이 있다는 것은 가공할 현실이다.

　프로폴리스에 대한 정확한 지식도 없이, 해외로부터 제품을 안이하게 수입하여 판매하려는 업자가 눈에 띈다. 그리고 사용자 중에도 이런 해외 상품을 신용하기 쉬운 면이 있다는 것은 부정할 수 없다.

　이들 프로폴리스에 대한 깊고 풍부한 지식과 경험이 없는 '메이커' 중에는 값싸고 좋지 못한 원료를 거리낌 없이 사용하여 대량생산하는 '메이커'로부터 프로폴리스를 사들여, 이것을 자기 회사 마크를 붙인 병에 넣어 판매하는 업자까지 존재한다.

　그 중에는 프로폴리스 이외에 아무런 '라벨'도 붙이지 않고, '메이커' 명도, 제조회사도, 연락처도 전혀 알 수 없이 유통되고 있는 악질 상품도 볼 수 있다. 내가 아는 한, 정말 좋은 프로폴리스를 확실한 기술과 연구에 기초하여 자신을 가지고 판매하고 있는 '메이커'

는 국내에서는 겨우 몇 군데에 불과하다.

또한 최근에는 외국에서 제조된 프로폴리스를 이용하는 사람도 있게 되었다.

대다수는 해외 여행에서 가격이 싼 맛에 끌려 선물로 사오는 모양인데, 대단히 싼값으로 수입하여, 국내 대리점을 통해서 판매되고 있는 것도 약간 있다. 이런 외국산 프로폴리스는 구입하긴 했지만, 막상 사용하려 하면, 사용할 수 없는 조잡한 제품이 많은 것이 현실정이다.

일본과 달라 제조과정에서의 원료관리에 문제가 있던가, 정제 과정이 불안전할 수도 있는 외국산 프로폴리스는 솔직히 말해서 권하고 싶지 않다.

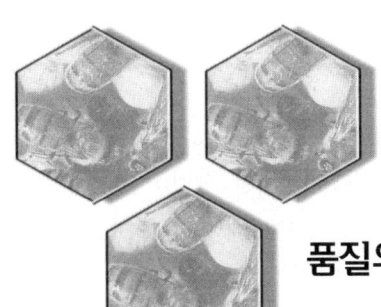

품질의 결정은 원료 선별에 있다

프로폴리스는 그 원료에서 엣센스를 추출하여 제품화된다. 따라서 그 품질의 근본에는 원료의 질이 반드시 관계된다. 원료에 관해서는 많은 '메이커' 가 브라질산을 표방하고 있지만, 이 산지의 표시도 현재는 고품질을 말하는 결정적인 증거라고는 할 수 없게 되었다.

그것은 프로폴리스 원료의 수요가 높아진 현재로는 브라질산이라 할지라도, 반드시 고품질인 것이라 할 수 없게 되었기 때문이다. 실제로 브라질에서 수입되는 프로폴리스 원료의 80% 이상이 사용할 수 없는 조악품이라는 소리도 들린다. 더욱이 고가로 거래되는 브라질산이라고 속여서 대만산, 미얀마산, 오스트레일리아산 원료를 브라질산 원료에 섞은 사건도 있었다.

더구나 원료의 품질을 보기만 해서 정확히 판단하는 것은 곤란하다고 한다. 프로폴리스에 정통한 전문가가 아니면, 감정이 불가능하기 때문이다. 프로폴리스를 공급하고 있는 확고한 '메이커' 에서는 브라질 현지에 지정 전문업자와 계약을 하는 등 자기들이 필요로 하는 원료를 고르는 노력을 계속하고 있다. 그런데도 보내진 원료를 엄격히 체크하면 쓸모 없는 것이 많다고 한다.

현재 일본의 '메이커' 중에는 독자의 원료 기준을 설정하고, 그

레벨에 미치지 못하는 원료는 일체 사용하지 않는 자세를 지키고 있는 회사도 있다. 이렇게 진지한 태도를 관철하고 있는 '메이커'에서는 프로폴리스에 대한 연구도 적극적으로 하고 있기 때문에, 현재는 일반적인 제품으로서는 사용할 수 없는 원료도, 앞으로 어떤 특정한 질병에 효과가 있는 특수한 용도의 프로폴리스 제품으로 될 가능성을 찾아낸 것은 더 없이 기쁘다.

　프로폴리스 원료에 대해서는 또 하나의 커다란 문제가 있다. 그것은 엑기스를 추출한 후의 원료를 추출전의 원료와 구별하는 것이 어렵다는 것이다. 더구나 귀찮게도 이런 사용 후의 원료에서 추출된 액체는 당연히 효과는 전혀 바랄 수 없는데도 불구하고, 색깔과 냄새, 맛 등에 큰 차이가 없다는 것이다. 이런 외견상의 특징은 추출방법에 따라 수 차례의 추출로써는 변화가 없다고 하니, 원칙적으로 경계해야만 할 것이다.

　실제로 현재의 일본에서는 추출해 버린 원료가 수입되어, 프로폴리스 제품의 원료로 유통되고 있다. 뿐만 아니라, 브라질 국내에서 추출 작업을 끝낸 찌꺼기를 일본에 보내는 악질업자도 난립하고 있다. 또한 이 같은 일이 채취 후 수년을 경과한 원료에도 있다. 이 경우에도 원료의 모양과 추출액의 특징으로서는 구별하기 어려운 것이지만, 유효한 성분을 추출할 수 없으며, 효과 있는 프로폴리스 제품의 원료는 될 수 없다.

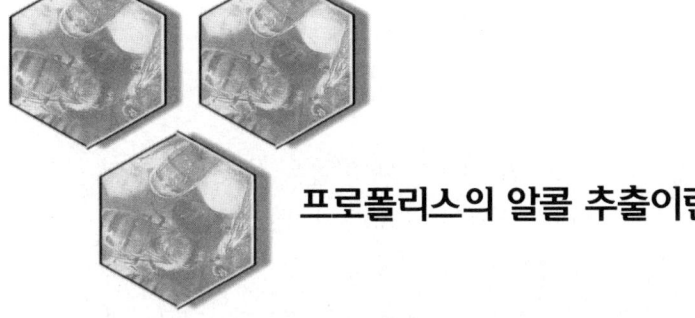

프로폴리스의 알콜 추출이란

    현재 일본에서 시판되고 있는 프로폴리스 제품에는 액상(液狀), 정상(錠狀), 과립상의 세 타입이 있는데, 그 원료가 되는 프로폴리스의 원액을 얻기 위해서는 프로폴리스 원료로부터 '알콜' 또는 물을 용매로하여 엑기스를 추출한다. 시판되고 있는 제품의 대부분은 알콜 추출에 의한 것이며, 브라질과 동유럽의 여러 나라에서 의약품으로 사용되고 있는 프로폴리스를 포함하여, 세계적으로 보아서도 좋은 품질의 프로폴리스는 알콜 추출에 의한 것이라는 평가가 거의 고정되고 있다.

    실제로 이 책을 비롯하여, 지금까지 출판된 프로폴리스 해설서적과 잡지 기사 등에 소개된 체험담의 거의 전부가 알콜 추출액에 의한 제품을 사용한 경우의 것이며, 일본 이외의 나라에서는 과학적인 실험과 증명에 알콜 추출액 이외의 것이 사용되는 것은 없다고 해도 과언이 아니다.

    알콜 추출시에 사용되고 있는 것은 순도 높은 '에탄올 알콜'이다. 이것은 일반적으로는 약국에서 판매되고 있는 '에칠알콜'이라고 생각해도 무방하겠다. 아시다시피 이것은 맥주와 정종, 위스키 등 '알콜' 음료의 제조에 사용되는 것 외에, 의약품으로도 폭넓게 사용되고 있는 것이다.

프로폴리스의 성분을 추출하기 위해서 왜 알콜을 사용하지 않으면 안 되는가 하면, 프로폴리스 원료는 그 80%가 왁스와 벌꿀이며, 이것을 용해하는 데 알콜이 가장 유효하기 때문이다. 만약 프로폴리스가 용해된다면, 꿀벌둥지는 비가 오면 붕괴될 것이다. 태고시대부터 살아 남아온 꿀벌이 이런 실수를 하지 않는다는 것은 명백하다. 또한 프로폴리스의 유효성분의 하나인 '후라보노이드'도 물에 용해하지 않으므로, 알콜을 사용해야 추출을 할 수 있다는 것이다.

흔히 알콜 추출의 액체를 마시면, 간장에 해가 있지 않을까 싶어 어린이와 술을 마시지 못하는 사람에게는 적합하지 않다는 것을 걱정하는 사람이 있지만, 이것은 쓸데없는 걱정이라 할 수 있다. 프로폴리스는 정종이나 맥주처럼 힘차게 꿀꺽꿀꺽 마시는 것이 아니다. 1회에 몇 방울의 양을 냉수나 온수에 타서 마시는 것이다. 스포이드 20방울이 1미리 리터니, 알콜에 약한 체질인 사람과 어린이가 20방울의 양을 몇 번에 나누어 마신다해도 몸에 대한 영향은 거의 없다고 해도 되겠다.

실제로 나의 주위에서는 알콜 성분이 있는 것을 조금이라도 섭취하면 발작을 일으키는 환자와 알콜에 과민한 체질인 사람도 프로폴리스의 알콜 추출액을 먹는 예가 있으나, 전혀 영향이 나타나지 않고 있다.

꿀벌이 주는 최고의 선물 超藥 프로폴리스

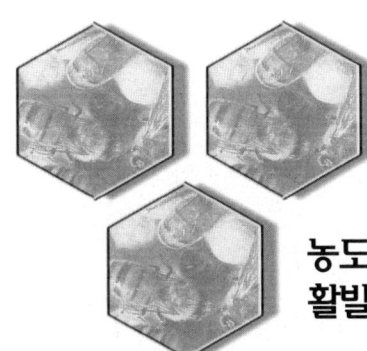

농도 · 숙성(熟成) 논의는 활발하지만 ······

  프로폴리스를 소개하는 기사를 읽으면, 가끔 '프로폴리스의 농도'라는 말이 나온다. 이 '농도'가 프로폴리스 액이 냉수나 온수 속에 어느 정도의 비율로 섞여 있는가를 가리키는 것이라면 이 점에는 유의할 필요가 있다. 즉, 너무 희석되면 높은 효과는 기대할 수 없다. 반대로 지나치게 진한 경우에는 흡수효율이 떨어지는 가능성도 있기 때문이다.

  만약 농도가 제품의 성질을 가리키는 것이라면, 그 수치에는 큰 의미가 없다고 생각된다. 프로폴리스 액에서 그 속에 어느 정도의 유효성분이 포함되어 있는가 하는 것이 물론 중요하지만, 이러한 유효성분의 양이 액의 농도와 비례된다고는 할 수 없기 때문이다.

  예를 들면, 농도 높은 추출액을 만들려면, 60~70%의 알콜을 사용하며, 이것을 고온에 장시간 둔다면 가능하다. 그러나 이렇게 해서 억지로 고농도로 추출된 프로폴리스 액을 사용해도 결코 좋은 결과를 가져오지는 않는다. 왜냐하면 이 고농도의 추출액에는 프로폴리스의 '베이스'가 되어 있는 필요한 부분까지 녹아 내리기 때문이다. 이 '베이스' 부분에는 지방질이 많이 함유되어 있기 때문에, 추출액 속에 녹아들면, 맛이 부드러워지는 것은 확실하다. 그러나 그 성분이 녹아 흘러버렸기 때문에 필요한 효과를 얻지 못하게 된다면, 본말전도이며 '넌센스'라고 하겠다.

　이러한 농도논쟁은 홍차를 마실 때, '포트'에 넣어 펄펄 끓여서 다린 찌꺼기 부분까지 철저히 우려진 것을 좋다고 하는 격이다. 이런 방법으로는 홍차의 진정한 맛을 알 수 없게 된다. 진정 본래의 좋은 맛을 없애 버리는 것이, 이런 고농도의 프로폴리스 추출액이라 하겠다.

　이상적인 추출방법은 프로폴리스 원료에 알콜을 침투시키고, 어느 정도 시간을 두었다가, 이것을 재빨리 끄집어 내는 것이다. 그리고 이 경우에는 추출액의 제일 윗층(막이 생긴 듯한 부분)과 아래층(침전물에 가까운 층)은 사용하지 않고, 중간층의 불순물이 섞이지 않는 부분만을 살짝 들어내서 사용하는 것이 최고이다.

　대단히 노력이 필요한 방법이다. 말하자면 드랍식 커피에서 제일 먼저 뽑은 일부 짙은 커피만 마시고, 커피 찌꺼기는 즉각 버리는 것과 같은 것이다. 효과 높은 프로폴리스 액을 만들기 위해서는 이와 같은 신중성이 필요하다.

　또한 메이커에 따라서는 '프로폴리스의 숙성기간'과 '나무통에 저장한 것'임을 내세워 상품선전을 하고 있는 경우가 있다. 나에게 '몇 년쯤 숙성시킨 것이 좋은가'고 문의하는 사람도 있다. 그러나 역시 이것도 아주 무의미한 것이라 생각한다.

　와인이라면 몰라도 알콜에 의하여 '엣센스'를 추출한 프로폴리스 액의 경우에는 숙성된 것이 더 좋다고는 생각되지 않는다. 원료를 장시간 알콜에 담가두면, 필요한 성분이 녹아버리는 한편 유효한 향기로운 물질이 변질해 버릴 뿐이다. 만약 프로폴리스에 숙성이라는 공정이 필요하다면, 4,200만 년 전의 꿀벌들이 이미 해냈을 것이다.

이런 방법은 자사제품의 특징을 어필하기 위해 만들어 낸 것이라 생각된다. 그러나 예를 들면 한국인삼(고려인삼)을 약용 술로 만드는 것과 같은 발상이며, 다른 건강식품의 노하우를 프로폴리스에 그대로 접목시키는 것은 인식부족이라고 밖에 생각되지 않는다.

또한 프로폴리스 제품들에도 찌꺼기와 불순물이 혼합된 것이 눈으로는 판단하기 어려운 불투명한 용기에 넣은 것과, 보존이 우려되는 플라스틱 용기를 사용한 싸구려 제품까지 나돌고 있지만, 이런 제품을 판매하고 있는 '메이커'에게는 한층 더 프로폴리스에 대한 연구를 거듭할 것을 바라고 싶다.

프로폴리스를 선택하자

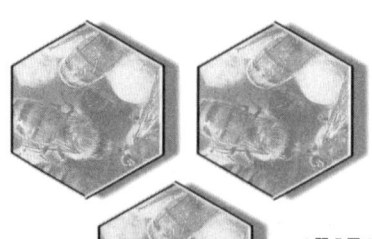

액체상태 타입에도 문제가 있다

　프로폴리스 액체상태 타입 제품은 거의 전부가 알콜을 사용하여 추출된 것인데, 일부에서는 '글리세린'을 사용하여 추출하고 있는 '메이커'도 있다. 이 제품은 식품첨가물을 배합해서 만든 벌의 진으로 용기를 더럽히지 않고 마시기 쉬운 드링크제라는 선전 문구로 판매되는 '콜로이드' 상태의 것인데, 생각해보면 대단히 부자연스런 것이 확실하다.

　또한 이 제품의 제조과정에서는 일종의 첨가물이 사용되고 있다. 일반적으로 아무리 소량의 첨가물이라 할지라도 이런 것들을 일상적으로 계속 섭취했기 때문에 체내에 축적되거나, 또는 체내의 다른 물질과 반응을 일으키던가 해서, 우리들의 건강을 오히려 위협하는 예가 있는 것은 주지의 사실이다.

　더구나 추출에 사용되고 있는 '글리세린'에 관해서도 식품첨가물로 인정되었다고는 하지만, 이 안전기준도 '글리세린'을 30∼60cc나, 장기간에 걸쳐 섭취를 계속한다는 상황을 예상했다고는 생각되지 않는다.

　또한 이 제품의 판매물 중 하나인 '콜로이드' 상태는 보통의 알콜 추출액을 물에 타서 녹인 상태와 거의 다를 바 없다. 더구나 실제로 그 제품 중에 함유되어 있는 프로폴리스 성분의 양은 알콜 추출액을 사용한 경우의 약 10%밖에 되지 않는 것을 알고 있다. 즉, 유효한 양의 프로폴리스 성분을 섭취하기 위해서는 대량의 드링크제를 마시지 않으면 안되게 되는데, 이것은 동시에 대량의 '글리세린'을 체내에 공급하지 않으면 안 된다는 것이다.

또한 물로 추출한 제품은 알콜을 베이스로 한 제품에 비해서 품질이 불안정하며, 특히 곰팡이 대책이 불가피하게 되므로, 이에 대한 약품 처리문제를 지적하는 사람도 있다.

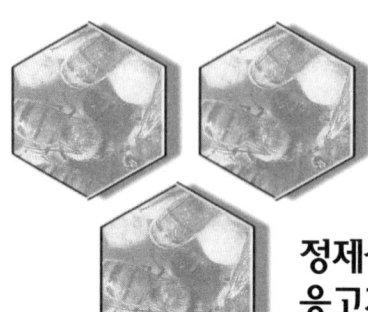

정제상태 타입은
응고제 사용이 최대의 불안

　프로폴리스 제품으로 액체상태 타입과 함께 널리 사용되는 것이 정제상태 타입인 것이다. 특히 먹기 쉽고, 휴대가 편리하다는 점에서 인기를 얻고 있는 정제상태 타입에는 고형(固形)이라는 특징을 살려, 으깨어 가루를 만들어 어린이에게 사용한다든지, 환자의 유동식에 넣어준다든지 하는 응용이 가능한 것도 있다.

　그러나 이 정제상태 타입에도 여러 가지 종류가 있다. 큰 문제는 정제화하기 위하여 응고제가 사용된 것, 두터운 당의(糖衣)로 씌워진 제품이 많다는 것이다. 이런 것들 중에는 2～3시간 물에 담가두어도 녹지 않는 것까지 있다. 이런 상태로 위에 들어간다면 소화가 될 것인가 의심이 된다.

　실제로 "굳은 정제상태 타입을 무리해서 먹었더니, 기분이 나빠졌으며, 약 30분을 참았지만, 더는 참을 수 없어 토했더니 먹었던 정제지 그대로 나왔다."고 하는 체험을 들려 준 사람도 있다.

　가령 소화가 되었다 하더라도, 사람의 위에 주는 부담이 얼마나 클지 상상이 갈 것이다. 더구나 이런 정제상태 타입 60～70알을 단번에 사용하도록 지도하는 경우까지 있다고 한다.

　프로폴리스 사용자들 중에는 소화기계에 병이 있는 사람, 당뇨병

꿀벌이 주는 최고의 선물 超藥 프로폴리스

환자도 있다. 만약 이 사람들이 과중한 위의 부담을 강요당한다면, 또는 당분 덩어리와 같은 당의를 대량 복용하면 어떻게 되겠는지를 생각하면 걱정이 앞선다.

올바른 공정을 밟으면, 응고제 등을 일체 넣지 않고, 순수한 프로폴리스 성분만을 정제로 하는 것도 가능하다. 이런 방법을 취하고 있는 양심적인 '메이커'가 많다고는 할 수 없지만, 한층 자연에 가까운 프로폴리스를 사용하며, 자기 몸에 쓸데없는 부담을 주지 않고, 유효한 성분만을 섭취할 수 있는 것을 선택해야만 할 것이다.

이런 제품의 경우는 물에 정제를 넣으면 간단히 녹는다. 또는 혀 위에서 굴려도, 곧 부스러진다. 이것이 응고제가 들어있지 않다는 증거라 할 수 있겠다.

특히 대량의 프로폴리스를 복용하기 위하여, 정제상태의 프로폴리스를 이용하려는 경우에는 어디까지나 100%인 것만을 선택하여 사용해야 한다.

정제상태 타입 제품에는 식품첨가물과 유화제(乳化劑), 응고제, 감미료 뿐만 아니라, 비타민이나 미네랄을 배합한 것도 볼 수 있는데, 적당한 양이면 인체에 유효한 물질이라도, 지나치게 섭취하면 체내에 축적되어 해를 미치는 가능성도 있다.

따라서 프로폴리스에 원래 함유되어 있는 이외의 성분, 다른 영양소를 복합한 것에 관해서는 멀리하는 것이 무난하다고 하겠다.

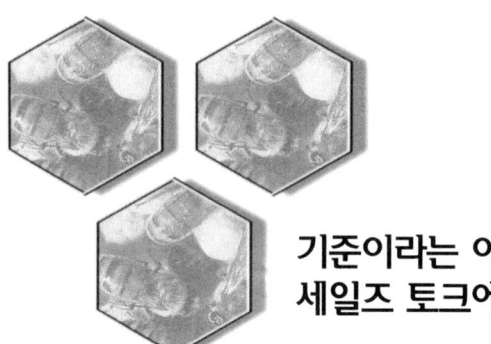

기준이라는 이름의
세일즈 토크에 조심을

　1992년 여름, 아르헨티나에서 놀라운 사고가 발생했다. 프로폴리스를 추출할 때 잘못해서 '제티렌글리콜'이라는 인체에 유해한 물질을 사용했기 때문에, 이 제품을 복용한 사람 12명이 사망했다고 한다.

　이 사건은 프로폴리스 자체에 원인이 있던 것이 아니어서, 사용자는 안심했던 것인데, 조잡한 제조공정에 의하여 제조된 외국산 프로폴리스 제품의 무서움을 새삼 느끼게 된다.

　물론 해외나, 국내를 불문하고 이런 사고는 허용될 수 없다. 일본의 프로폴리스 업계에서도 이 사고를 계기로 제조공정의 재검토와 정상화를 위한 노력이 시작되었다. 그 해에 후생성의 지도에 의해 프로폴리스의 식품 규격기준 책정이 시작되었다. 이 규격이 제정되면, '메이커'들은 제품의 심사신청을 하며, 기준에 합격한 제품에는 인정마크의 첨부사용이 허가된다. 규격기준에는 그 제품의 프로폴리스 함유량은 물론, 유효 성분이라고 하는 '후라보노이드'의 함유량도 일정기준을 넘어야 할 필요가 있으며, 그 밖에 미생물, 잔류농약 검사 등 품질, 안전성 면에도 엄중한 검사를 하고, 또한 그 표시방법에도 규정이 만들어지게 되어있다.

그러나 사용자의 입장에서 보면, 이것은 솔직히 말해서 당연한 기준을 표시하는 것에 불과한 것이다. 예를 들면 '후라보노이드'가 일정 이상의 비율로 함유되어 있다고, 이것만으로 효과가 있는 것이 아니라는 것은 알고 있다. 프로폴리스의 효과를 결정짓는 것으로는 원료산지와 그 품질, 추출방법, 제품화 방법 등 많은 요소가 있다. '후라보노이드'에 대해서 기준을 지키는 것만으로, 안정된 높은 품질의 프로폴리스가 제공된다고는 믿기 어렵다고 할 수 있다.

최근에는 'ㅇㅇ이 인정한 상품이니 안심을'과 같은 '세일즈 토크'를 사용하여, 마치 나라가 인정한 기관이나 기준에 의해서 인정된 것인 듯 사용자들을 안심시키고 프로폴리스를 포함한 여러 가지 건강식품을 판매하려는 수단도 등장하고 있다. 우리들이 현명한 사용자가 되기 위해서는, 이러한 판매 테크닉에 현혹되지 않게 주의해야겠다.

또한 프로폴리스의 기준이 마련되면, 프로폴리스 제품이 프로폴리스 식품과 프로폴리스 가공식품으로 분류된다. 프로폴리스 함유의 '드링크'와 프로폴리스 함유의 '캔디'는 상당히 많은 양을 섭취하지 않는 한, 질환에 대한 개선 효과를 기대할 수 없는 가공식품 부류에 든다고 생각된다. 또한 극히 소량의 프로폴리스를 대량의 응고제로 굳힌 정제상태 타입 제품도, 실질적으로는 프로폴리스 함유의 가공식품이라고 밖에 말할 수 없을 것이다.

프로폴리스의 성분은 딴 물질과 섞었을 경우, 상승효과보다 저해효과가 더 크다는 것은 경험으로 알고 있다. 양쪽의 성분을 살려 상승효과를 얻기 위해서는 나름대로의 연구와 기술력이 필요하다. 그러나 많은 사람이 이것을 알지 못하고, 프로폴리스에 갖가지 성분을 혼합하여, 모처럼의 효과를 없애버리고 있다. 예를 들면 유당과 섞으면 먹기 쉽고, '메이커'로는 제품을 가공하기 쉽다는 것이 확실하며, 비타민 C를 첨가하면 신 맛이 나서 복용하기 쉬워진다. 그러나 이런 제품을 이용해도 십중팔구는 바라는 효과를 얻지 못한다.

이전에 프로폴리스와 벌꿀을 혼합하면 호전반응이 일어나지 않는다는 기사가 잡지에 소개된 적이 있었다. 확실히 벌꿀과 혼합하면 단맛이 나서 어린이들도 먹기 쉬운 것이 만들어질 것이다. 이것을 감기에 걸렸을 때 기침을 멈추는 정도의 목적으로 사용한다면, 나름대로의 효과가 있을지도 모른다. 그러나 중환자가 이런 식의 사용으로 기대하였던 결과를 얻을 수가 있을 것인지? 나의 견해로는 벌꿀과 혼합된 프로폴리스는 호전반응이 나타날 정도의 효과를 발휘하지 못하는 것이 아닐까 생각된다.

왜냐하면 벌은 현명한 생물이기 때문이다. 만약 프로폴리스와 벌꿀을 혼합하여 사용하면 상승효과로써 더욱 높은 효과를 얻을 수 있다고 한다면, 벌이 이런 사용방법을 하지 않았을 리가 없다. 그러나 현재까지 관찰된 벌의 생태에서는 그런 사용방법의 보고는 없다. 로얄제리와 벌꿀은 벌들의 식료품이다. 여기에 비하면 프로폴리스는 어디까지나 둥지 구조물의 하나이며, 둥지를 무균 상태로 유지하기 위한 것이다. 물론 다른 건강식품들 중에는 이러한 여러 물질에 효과 있는 물질을 혼합했을 때, 각각의 성분효과가 상승적으로 높아지는 것들이 있을 수 있다. 그러나 프로폴리스는 대체로 이렇게 궁합이 맞는 커플링 상대를 만나는 것이 대단히 어려운 물질인 것이다.

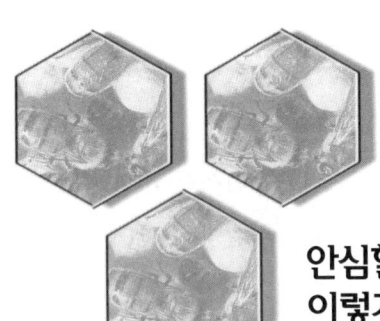

안심할 수 있는 프로폴리스는
이렇게 입수한다

그러면 실제로 어떤 방법으로 프로폴리스를 입수하면 될 것인가.

최근에는 프로폴리스를 진열한 약국도 많아지고, 건강식품 매장에 진열하고 있는 백화점도 있다. 이런 장소에 없을 경우에는, 건강잡지 등에 광고를 내고 있는 메이커나 판매회사에 직접 문의하는 방법이 있다.

상품을 선택할 때는 팜플렛이나 제품에 산지, 원재료명, 내용량, 제조년월일, 제조회사명, 주소가 명기되어 있으며, 복용방법과 기타 취급방법, 보존방법 등이 적혀있는 것과 직접 문의했을 때 상담에 친절히 응해주는 회사(즉, 고객상담 창구가 있을 것)면 우선 안심할 수 있다.

단, 규정대로의 설명으로 그친다면 신뢰할 수 없다. 될 수 있으면 차분히 충분한 설명을 듣고, 그 판매원이 어느 정도의 경험을 가지고 있는가를 확인하고 나서 구입하도록 하면, 끝까지 상담에 응해 줄 것이다. 또한 제품에 자신이 있는 '메이커'는 극단적인 싸구려 판매는 하지 않는다는 것도 알아두어야 할 하나의 판단기준이 될 것이다.

최근의 붐에 편승하여 프로폴리스 업계에도 악덕업자가 나돌기 시작했다. 무료샘플을 공급해서 고객을 유치하고, 감언이설로 비싼 가격의 월부로 지불하도록 묘하게 팔아 넘기는 가장 악질적인 판매 방법을 취하는 자가 있다고 듣고 있다. 무엇보다도 이러한 악덕업자로부터 제품을 구입한 사람의 건강이 걱정되며, 그 제품의 인상 때문에 프로폴리스에 대한 그릇된 편견을 가지게 되는 것이 대단히 유감스럽다.

양심적인 메이커라면 우선 한 병을 한 달 동안 시험해 보라고 할 것이다. 왜냐하면 프로폴리스의 효과가 나타나기까지에는 한 달 정도의 시간이 걸리는 경우가 있기 때문이다. 하물며 중대한 병에 걸려있는 사람인 경우, 확실한 효과를 인정하기까지에는 반드시 이 정도의 시간적 여유가 필요할 것이다.

꿀벌이 주는 최고의 선물 超藥 프로폴리스

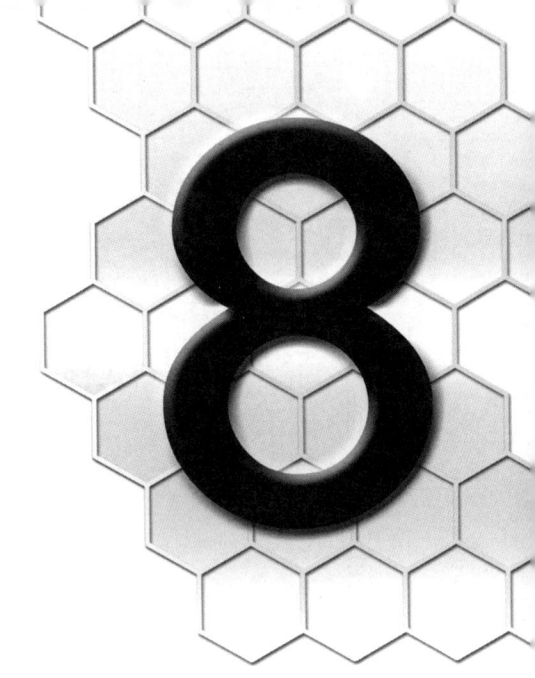

8

프로폴리스를 말하자

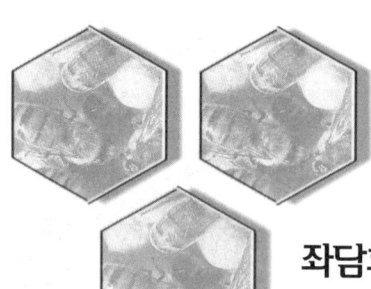

좌담회 : 프로폴리스가 가르쳐 준 건강의 기쁨

참가자 : 鈴木 豊人 (愛知県豊川市)

武田 厚志 (北海道北見市)

藤原 節子 (宮城県仙台市)

松本伊代子 (東京都羽村市)

村上るり子 (愛知県豊橋市)

吉田 拡人 (静岡県清水市)

(사회) 相坂麻紗子 ('프로폴리스의 광장' 사무국장, 北海道札幌市)

자신의 건강에서 암 극복까지 — 강렬한 프로폴리스 체험

相坂 여러분은 각기 프로폴리스와 만나 건강을 누리고 계실 줄 알고 있습니다.

武田 프로폴리스를 사용하기 시작하면, 우선 일상적으로 기운이 납니다.

松本 제일 많이 느끼는 것은 피로가 왕성한 기력으로 변했다는 것입니다. 피로를 다음 날까지 끌지 않습니다. 아무리 피로해도 하룻밤 자고 나면, 다음 날 아침 기분이 상쾌합니다. 더구나 저혈압이었던 제가 지금은 매일 아침 이런 상태입니다.

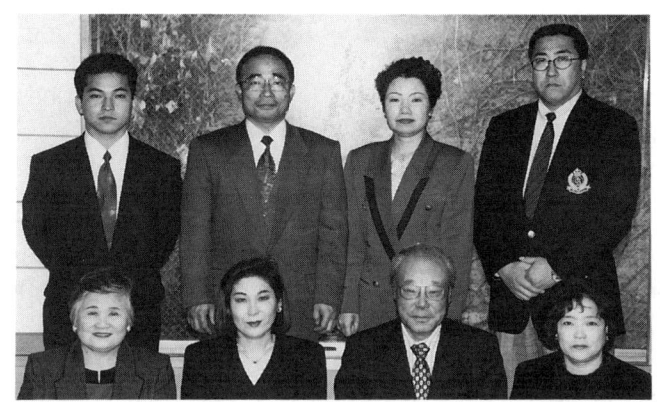

앞줄 우측으로부터 村上, 저자, 相坂, 松本, 뒷줄 우측으로부터 武田, 藤原, 吉田, 鈴木씨

村上 저도 겨울에는 동면하고 싶을 만큼 일어나는 것이 어려웠지만,
지금은 꾸물거리지 않고 일어납니다. 이것은 역시 프로폴리스
덕택이라 생각합니다. 저는 감기에 걸리면 오래 끄는 체질이
어서, 예전에는 목이 쉬어 말도 못하는 상태였던 것이 프로폴
리스를 사용하게 된 후로는 회복이 빨라졌습니다.

鈴木 확실히 좀처럼 감기에 걸리지 않게 되었습니다. 저도 이전에는
1년에 1~2회 앓아 누웠던 것이, 지금은 감기에 걸린 듯 싶어
도 기침이 조금 나고 코가 막힐 정도일 뿐입니다.

相坂 열이 나기 전에 완치되었다는 것입니다.

藤原 그렇습니다. 저도 계절이 바뀔 무렵에 앓아 누울 때면, 기침이
심하여, 고통스러웠던 것이 지금은 없어졌습니다.

吉田 저는 정체(整體)를 주로 하는 치료원을 경영하고 있는데, 정체,
침, 맛사지를 배합한 치료 시스템에서 프로폴리스는 대단히 효
과적입니다. 그 중에서도 현재 나타나고 있는 일상적인 건강
상의 고민을 잘 해결해 줍니다. 자율신경 실조증(失調症)이나
두통증이었던 사람들이 거의 전부가 좋아졌으며, 여성의 생리

불순이나 생리통, 불임증과 같은 소위 부인병에도 대단히 좋은 결과가 나타나고 있습니다.

鈴木 저의 모친도 고혈압과 뻐근한 어깨, 두통으로 괴로워하고 계셨는데, 프로폴리스를 사용한 후 서서히 좋아지셨습니다.

藤原 "불면증이었던 사람이 프로폴리스를 사용하면, 정신안정제를 사용하지 않아도 잠이 든다."고 하는 말을 듣습니다.

武田 충치인 경우에도 좋습니다. 통증이 멎습니다.

藤原 저도 충치로 생긴 큰 구멍에 베어 몹시 아팠던 적이 있었습니다. 그 때 프로폴리스 정제를 씹어서, 혀끝으로 구멍에 넣었더니, 잠시 후 아픔이 사라졌습니다.

鈴木 프로폴리스는 정말 굉장합니다. 제 아내로부터 들은 얘기인데, 부엌일을 하며 손을 베었을 때 상처에 프로폴리스 액체를 발라두면, 곧 피가 멎고 베인 자리가 메워진다는 것입니다.

村上 부엌일을 하고 있으면, 상처가 벌어져 좀처럼 나아지지 않는데……

鈴木 상처가 벌어졌다 해도 표면 피부만으로 그치는 모양입니다. 깊이 베었을 때도 살은 단단히 메워져 있어 놀라고 있습니다.

藤原 부엌일 중에 자주 생기는 것은 역시 화상입니다. 빨갛게 된 곳도 프로폴리스 원액을 조금 발라두면, 따끔따끔 아팠던 것이 없어집니다.

相坂 일상적인 증상이나 가벼운 부상을 입었을 때, 외용(外用)에도 프로폴리스가 좋다고 합니다. 이 밖에도 극적인 체험들이 여러분 주위에 많을 것입니다.

武田 저는 7~8년 전에는 교통사고 후유증으로 고생했습니다. 더

이상 좋아지지 않는다고 해 퇴원을 하게 되었는데, 그 당시 날씨와 기압의 변화에 따라 구역질이 나며, 일상 생활조차 매우 어려운 상태였습니다. 이것이 프로폴리스를 먹기 시작했더니, 기운이 생기고 점점 몸이 이전상태로 돌아가는 것을 알게되었습니다. 현재는 전혀 후유증이 남아있지 않습니다.

村上 실은 저도 전에 류마티스 인자(因子)가 나타난다고 진단을 받았습니다. 점점 아침에 일어났을 때 손발이 아파와서 프로폴리스를 사용하게 되었습니다. 류마티스에 걸리면 관절을 마음대로 쓸 수 없게 된다는데, 저의 경우에는 그런 증상도 전혀 없었으며, 지금까지 아무렇지도 않게 지내고 있습니다.

松本 저는 유선증으로 큰 응어리가 생겼을 때, 양성으로 진단되어 대단히 불안했습니다. 이 응어리가 프로폴리스를 먹은 지 반 년 만에 완전히 없어졌습니다.

武田 저도 암의 공포체험을 했습니다. 어느 날 화장실에 갔을 때 출혈이 심해, 자신의 변을 보니, 세로로 줄을 그은 것처럼 되어 있었습니다. 장에 뭔가 이상이 생긴 것이라 생각되어 그 자리에서 손을 넣어보니, 확실히 폴립이 있었습니다. '만약 대장암이면 어떻게 하나' 하고 며칠이나 잠을 이루지 못했습니다. 이것이 프로폴리스를 사용하기 시작한 지 10개월 뒤에 흔적이 없어졌습니다. 출혈도 없어지고, 손을 넣어봐도 이전의 감촉은 아무것도 없었습니다. 지금도 암이었는지 아닌지 알 수가 없습니다.

藤原 제가 아는 사람도 간장암 말기로 개복수술을 받았을 때, 손을 쓸 수 없는 상태여서 프로폴리스를 사용했더니, 반년 후인 지

금은 본인이 차를 운전하여 일을 할 정도로까지 회복되고 있습니다.

원기 왕성한 어린이들에게서 프로폴리스의 파워를 본다

武田 작년에 겨우 장남을 낳았습니다. 프로폴리스 '베이비'이죠. 프로폴리스가 함유된 모유로 자라고 있기 때문입니다.

村上 부인이 프로폴리스를 복용하고 있군요.

武田 그렇습니다. 그 덕택인지 처는 36세에 초산이었는데, 산후 회복이 빨랐습니다. 의사도 대단한 몸이라고 했습니다.

鈴木 아기도 건강히 자라고 있겠지요.

武田 물론이죠. 출생 시에는 신장도 체중도 표준이었는데, 6개월째는 9킬로그램을 넘어, 돌 지난 아이와 같은 신장, 체중이 되었습니다. 유아 습진 같은 것도 없었고, 감기도 즉시 완치됩니다.

吉田 제 조카가 임신을 했는데, 왠지 배가 불러오지 않아 입원한 일이 있었습니다.

相坂 최근 그런 사람이 많은 듯 싶습니다.

吉田 아기가 작아서 걱정하는 조카에게 "모유를 통해서 아기에게 프로폴리스를 먹이게 하라"고 권했는데, 그 후 젖이 많이 나와 순조롭게 잘 자라고 있습니다.

藤原 엄마가 사용한 프로폴리스 효과가 모유를 통해서 아기에게 전달되는 것 같습니다.

武田 그렇습니다. 모유에서 프로폴리스 냄새가 납니다. 더욱이 엄마가 프로폴리스 사용을 게을리 하면, 아기의 기력이 약해진

다는 것을 알 수 있습니다.

村上 우리 집에서도 생후 3개월경부터 프로폴리스 정제를 가루로 해서 복용시키고 있었는데, 세 살이 된 지금까지 별로 병 같은 것은 앓지 않습니다.

松本 제 손자도 감기에 걸려도 열이 곧 내리며, 하루면 나아버립니다.

武田 병에 걸리지만 빨리 나아버립니다. 체력도 떨어지지 않고.

相坂 어린이들의 몸은 더럽혀지지 않았기 때문에, 프로폴리스의 흡수도 빠르기 때문일 것입니다.

武田 반응이 정직합니다. 어른들의 경우는 컨디션이 좋지 않아도 태연스러운 표정으로 속아 넘기지만, 어린이들의 경우에는 효과가 그대로 나타나게 됩니다.

지금은 프로폴리스의 질을 알아 보는 시대로

相坂 최근 프로폴리스의 붐이라 하고 있는데, 질이 매우 문제시되고 있다고 생각합니다.

武田 프로폴리스라는 이름이 붙으면 모든 것이 같은 것이라 생각하는 사람도 많고, 반대로 모처럼 좋은 프로폴리스와 만나 위태로웠던 암이 안정기에 이른 사람에게 '모두 같은 것이니 비싸지 않은 것으로 충분' 하다고 하며, 값싸고 질이 낮은 프로폴리스를 판매하는 업자도 있습니다. 그 사람은 3개월만에 암이 재발해,그야말로 천국이 지옥으로 되어 버렸습니다.

吉田 사실 저도 처음엔 프로폴리스에 그리 좋은 이미지를 가지지 못했습니다. 이것은 예전에는 용기가 플라스틱이었으며, 병마다

짙은 색, 옅은 색이 있어 어쩐지 아무렇게나 만들어진 것이 아닌가 했습니다. 결국 좋은 상품을 만나지 못했다는 것이죠.

松本 지금은 그때 이상으로 여러 가지 상품이 여러 가지 형태로 판매되고 있습니다. 때문에 우리들 사용자는 질의 문제를 더욱 진지하게 생각하지 않으면 안됩니다. 뭐니뭐니해도 자기 건강에 직접 영향이 미치게 되는 것이니까요.

鈴木 그러나 좋은 프로폴리스와 만나는 것이 실제로는 어려운 것이 아니겠습니까?

藤原 그렇습니다. 이전에 제 친구가 입원했던 병실의 옆 침대에 있던 사람이 제가 문병 갔을 때 갖고 간 프로폴리스에 관심을 가지고 '자기도 사용하고 싶다' 고 한 모양입니다. 그런데 부인이 사 온 프로폴리스는 먹으면 토해 버렸기 때문에, 수술하기 4일 전에 찾아온 친구에게 겨우 좋은 프로폴리스를 손에 넣을 수 있게 되었다고 합니다. 이것을 사용하니 토하지도 않으며 된장국도 먹게되어 무사히 수술을 받았다는 얘기도 있습니다.

吉田 치료를 하고 있어도 '프로폴리스를 사용하고 있지 않는가', '약국에서 팔고 있는 싸구려 프로폴리스를 사용하고 있지 않는가' 를 알 수 있을 정도입니다. 같은 프로폴리스로 불리는 것 중에도 물건에 따라서 효과에는 차이가 있습니다.

相坂 그러나 아무리 프로폴리스 중에는 좋고 나쁜 것의 차이가 있다는 것을 알고 있는 사람도, 그래서 자기가 사용하고 있는 프로폴리스가 어떤 수준인지 알 수 없습니다. 판단재료가 되는 정보가 너무나 적기 때문입니다.

松本 역시 사용해서 비교하는 것이 좋은 것 같습니다. 좋은 프로폴

꿀벌이 주는 최고의 선물 超藥 프로폴리스

리스를 사용하던 사람이 다른것을 시험해 보면, 그 차이는 반 드시 알 수 있습니다.

鈴木 그것은 알 수 있습니다. 곧 알아버리죠.

武田 간단히 분별하는 것 중 애완동물에게 주는 것도 하나의 좋은 방법입니다. 저는 금붕어가 비늘 병에 걸려 죽어가던 어항에 프로폴리스 액체를 넣어준 일이 있습니다.

相坂 아마 원기를 내게 되었을 겁니다.

武田 정말 얼마 가지 않아 원기있게 돌아다니고 있었습니다. 그런데 값싼 다른 것으로 시험해 보았더니, 즉시 힘이 없어졌습니다.

藤原 개를 기르고 있는 사람이 값싼 프로폴리스를 밥에 넣어 주었더니 전혀 먹으려 하지 않았다고 합니다. 그러나 좋은 프로폴리스를 섞었더니 맛있게 먹더라고 했습니다.

松本 동물들은 자기 몸에 좋은 것인지, 나쁜 것인지를 본능적으로 압니다.

鈴木 '그 사람이 권한 것이니 잘 들을 것' 이라는 선입견이 동물에는 없으므로, 몸에 좋은 것은 효과가 있고, 그렇지 않은 것은 효과가 없다는 데 대한 반응이 정직하기 때문입니다. 프로폴리스의 질의 차이 만이 효과의 차이로 나타난다는 것이죠.

순수한 프로폴리스야말로 우리가 추구하는 것

相坂 '메이커'와 판매점의 대응 자세에 대하여서도 느끼는 점이 있을 것 같은데요?

松本 '붐'에 편승해 프로폴리스를 건강식품으로 취급하는 '메이커'

와 돈벌이 위주로 프로폴리스를 팔고 있는 업자도 있습니다.

相坂 지금 시장에 나돌고 있는 많은 프로폴리스는 사람들이 지나치게 손질을 하여 자연을 파괴하고 있어요. 이것이 문제입니다. 마음대로 프로폴리스를 손질하기 때문에, 순수한 프로폴리스가 아닌 것이 많습니다.

吉田 좋은 프로폴리스라는 것은 꿀벌 자신이 자기 건강을 위하여 만든 프로폴리스의 목적을 그대로 순수하게 살려서 만든 것이라 생각됩니다.

武田 사람들 멋대로 해석해서 실제로는 색깔도, 냄새도 모두 필요할지 모르는데, 색깔, 냄새를 없애고 먹기 쉽게 만든다고 하여 필요없는 것을 혼합합니다. 이런 것들은 모두 만드는 사람 멋대로의 행위일 따름인데.

鈴木 사용자로서는 고맙지 않은 일입니다.

松本 더구나 이것을 한번에 한 줌씩이나 먹으라고 해 그대로 했더니, 기분이 나빠져 토해버렸다고 하는 얘기를 들었을 것입니다.

藤原 응고제나 '캡슐'을 사용한 것을 한 줌씩이나 매번 먹으면, 건강한 사람도 병이 날 것입니다.

村上 이런 것은 온수에 넣어 보면 알 수 있습니다. 기름이 끈적끈적하게 떠오릅니다. 이런 것을 어떻게 먹나 싶습니다. 수술했을 때 위 속이 기름투성이였다는 끔찍한 얘기도 있습니다.

鈴木 누구로부터 구매하는가 하는 문제도 있습니다. 사실 전문 '메이커' 이외에는 자료도 없고, 체험도 적습니다. 그러나 사용자 자신이 이상을 느껴도 "괜찮다. 우리도 사용하고 있다."고 하면 모두 믿어버리게 됩니다.

松本 백화점에서 프로폴리스를 구입했는데, 맛이 이상하여 도저히 입에 넣을 수 없었는데, 꿀을 넣어 마시면 된다고 해서 맛없는 것을 참으며 마셨다는 사람도 있습니다.

武田 단맛으로 먹는다는 사용방법이 근본적으로 잘못된 것입니다. 이런 것을 지금도 쥬스에 타서 마시면 된다고 하는 점포도 많은 것 같습니다.

鈴木 가령 똑같이 품질이 좋은 프로폴리스를 구입한다해도 판매자가 프로폴리스에 대한 정확한 지식을 가지고 공복 시에 사용하는 것이 좋다던가, 의사가 준 약하고 함께 먹지 말라는 등 충고를 해주지 않으면 손해를 봅니다.

松本 그런 올바른 지식을 좀 더 많은 사람이 알았으면 합니다. 모처럼 좋은 프로폴리스와 만났어도, 올바른 사용을 하지 않으면 좋은 결과도 나타나지 않으니까요.

武田 그런데 반대로 사용자를 혼돈시키는 정보가 더 많은 것이 지금의 현실입니다.

村上 최근 눈에 띄는 것이 성분표인데, 이러이러한 성분이 들어있다고 쓰여 있으면 정보부족인 사람들은 결국 신용하게 됩니다. 그러나 실제로 그런 숫자는 아무런 의미가 없는 것입니다.

鈴木 정말 그것은 근본적으로 이상합니다. 프로폴리스는 벌이 자연계에서 모아 온 천연의 것입니다. 그러니 그 성분이 하나하나 다른 것이 당연하지 않습니까.

藤原 그렇습니다. 상품 전부의 성분을 분석할 수는 없는 것이니 조심해야 합니다.

나의 멋진 인생은 프로폴리스와 함께

松本 프로폴리스와의 만남으로 인생이 변한다고 하는데요…….

武田 정말 저의 인생은 변했습니다.

吉田 아토피성 피부염인 대학 수험생이 있었는데, 불행히도 수험기
　　 에 반응이 나타나 걱정하고 있었습니다. 이것이 시험 한 달 전
　　 부터 프로폴리스를 먹기 시작했더니 무사히 시험을 치를 수
　　 있게 되었다고 합니다. 그의 기뻐하는 얼굴은 정말 잊을 수가
　　 없습니다. 그도 프로폴리스에 의해 인생이 열린 사람입니다.

松本 그런 얘기를 들으면 좋은 프로폴리스와의 만남에는 운명 같은
　　 것이 느껴집니다.

藤原 좋은 프로폴리스와 만나는 데는 운명뿐이 아니라, 운도 필요
　　 하죠.

相坂 자기가 연구하여 고생스럽게 좋은 프로폴리스와 만나는 사람
　　 도 있고, 처음부터 이것과 만나는 사람도 있습니다. 그렇지만
　　 여러분은 인연 같은 것을 느낀다고 하는데…….

鈴木 어떤 의미에서 지금의 이 세상에서 병에 걸리지 않는다는 것이
　　 이상하다고 생각합니다. 식품은 모두가 발암물질이며, 환경은
　　 악화되었고, 이런 속에서 생활하고 있으니…….

村上 지금의 식생활이나 환경의 악화를 생각하면, 좋든 싫든 체내에
　　 들어오는 많은 나쁜 것의 독을 물리치기 위해서도 반드시 프
　　 로폴리스를 사용해야 한다고 봅니다.

吉田 현재 인체에는 넣는 것보다 내버리는 것이 중요하게 되었다고
　　 생각합니다. 프로폴리스에는 독 같은 것들을 밖으로 밀어내는

꿀벌이 주는 최고의 선물 超藥 프로폴리스

작용이 있습니다.

藤原 그리고 보면, 말기 폐암인 사람이 프로폴리스를 사용하기 시작했더니, 잠자리에 기름 같은 것이 잔뜩 묻고 굉장히 나쁜 냄새가 났다는 얘기를 들은 적이 있습니다.

武田 저도 프로폴리스를 사용하게 되었을 무렵 화장실 변기에 찌꺼기 같은 진이 끼여 있었습니다.

松本 기름 비슷한 것이 떠있는 것입니다.

村上 그것은 독이 배출되어 나오는 현상이라고 생각합니다.

武田 옛사람들은 우선 병에 걸리지 않도록 몸의 저항력과 자연 치유력을 단련시키는 것을 생각했습니다. 병을 고치는 것은 의사도 약도 아니며, 사람의 몸이 원래 가지고 있는 힘일 것입니다.

鈴木 즉, 그 힘을 '파워 업' 하여 독을 많이 배출시킴으로써, 몸을 깨끗한 상태로 해주는 것이 프로폴리스입니다.

武田 그렇습니다. 프로폴리스란 한마디로 말해서 "병에 대한 최종 무기"라고 할 수 있죠.

村上 정말 그대로입니다. 역시 프로폴리스는 굉장한 것입니다.

松本 프로폴리스는 현대의 약물에 의존하는 인류에 대한 20세기 최후이며, 최고인 대자연의 선물이라고 생각합니다. 그래서 저는 앞으로도 자신을 가지고 계속 사용할 것입니다.

吉田 우선 건강하고, 그 후에는 건강유지를 위해서 복용을 계속하고 싶습니다.

相坂 좋은 프로폴리스와 만나게 된 우리들은 최고로 행복한 사람이라 생각합니다.

프로폴리스를 말하자

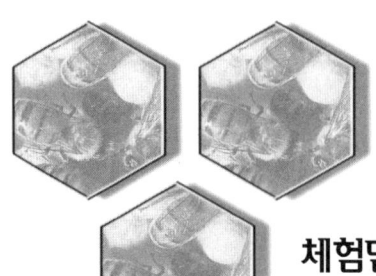

체험담 : 프로폴리스에 걸다!
– 여러 사람들의 기쁨의 증언

   아래에 소개하는 것은 프로폴리스를 사용하면서 여러 가지 병과 싸워 온 사람들의 체험담이다. 이 책을 읽는 사람들에게 더욱 신빙성 높은 정보를 소개하기 위해서 실명을 사용했고, 자신을 가지고 자신의 체험을 말해주는 사람을 선택했다. 단, 이중에는 병의 성질 상 본인에게는 병명이 고지되어 있지 않은 경우도 있으며, 또는 프라이버시의 보호로서 일부러 가명을 사용하고 있다는 점에 양해를 바란다.

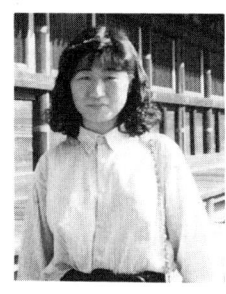

자신이 직접 확인한 프로폴리스의 차이
— 가또오 소노에. 31세. 주부. 센다이시

   나와 프로폴리스와의 만남은 1993년 6월. 암을 비롯한 난치병에 좋다는 온천으로 유명한 다마가와 온천에서 알게 된 부인의 소개로 아끼다현 양봉원에서 한 병에 2천 엔의 프로폴리

• 가또오 소노에씨 •

스 액과 1통에 2천 엔의 프로폴리스 연고를 한 달에 2~3개씩을 주

문해서 사용하게 되었다. 왜냐하면 아들(현재 4살)이 두 살이 지나자, 아토피성 피부염에 걸려 습진과 기관지염의 증상이 번갈아 나타났기 때문이다. 조금 뛰기만 해도 토해버리고, 또는 가렵다고 하는 것을 보며, 어떻게 해서라도 어렸을 때 완치시켜 주어야 겠다고 생각했다. 작년에도 할머니가 악성 피부암인 것을 알게 되고, 이것이 간장과 폐까지 전이하여, 의사도 "기껏해야 앞으로 2~3개월"이라고 단념시킨 상태였다.

나 자신도 원래 부인과 계통의 장기가 약하고, 생리불순, 부정출혈 등으로 괴로웠던데다, 기관지염이 겹쳐 거의 매일같이 병원에 다니고 있었다. 아기와 함께 병원에 가는 것에 지치고, 지치면 부정출혈이 오는 악순환이 되풀이되며, 심할 때는 1개월에 4개 과에 다니게 되었으며, 1년에 사용하는 의료비만 해도 나 한 사람 분이 20만 엔을 넘었다.

그때까지도 좋다고 평판이 나도는 건강식품은 이것저것 모두 시험해 보았다. 그래도 효과를 보지 못했던 나에게는 프로폴리스와의 만남은 최후의 도박이라 해도 되는 것이었다. 이런 심정으로 아끼다에서 보내 온 프로폴리스를 사용하기 시작한 후, 아이의 아토피성 피부염은 어느 정도 개선의 징조가 있고, 할머니도 원기를 회복한 모양이며, 나도 "프로폴리스는 좋구나"고 느끼게 되었다. 그러나 나의 부정출혈에는 별로 효과가 없었다. 더구나 보내오는 프로폴리스의 품질이 1994년 1월부터 여태까지 보내온 것과 달라진 것을 발견했다. 즉시 문의 전화를 했지만 대답이 애매하여, 불신감을 가지지 않을 수 없었다. 그래서 "프로폴리스는 좋다"는 생각과 이 불신감을 같이 가지면서, 프로폴리스에 대한 책을 읽고 알아보았다.

그리고 덴시치 인삼이 든 프로폴리스 액을 안 것이다. 이것은 나에게는 프로폴리스와의 두 번째의 만남이었으며, 또한 진실한 만남이었다고 생각한다. 어쨌든 이 덴시치인삼이 든 프로폴리스 액을 사용한 지 5일만에 부정출혈이 멎은 것이었다. 몇 년이나 괴롭히던 병이 너무나도 쉽게 해소된 것에 정말로 놀랐다. 그리하여 이 프로폴리스야 말로 참으로 훌륭한 것이라고 확신했다. 아들의 아토피성 피부염도 눈에 띄게 좋아지고, 구토도 없어졌다. 할머니의 피부암도 적게 고정된 상태로 되고, 간장과 폐에 전이했던 암은 1995년 2월의 검사에서는 완전히 없어졌다. 그리고 할머니는 담당 의사에게 의아심을 안겨주며, 2년 이상이 넘은 지금도 살아계시며, 나날이 더욱 건강해지고 있다. 나, 아들, 할머니가 지금은 모두 원기 왕성해, 병원에 다니던 때가 거짓말 같이 느껴진다.

컨디션이 좋지 않았던 무렵의 나는 지금보다 많은 양의 프로폴리스를 마시고 있었는데, 지금은 건강유지를 위해서 하루 6~7방울(알), 컨디션이 나쁠 때와 피로 할 때는 20~60방울(알)을 마시기도 한다. 아들은 호오스 마크 크림을 병용하면서, 덴시치 인삼이 든 프로폴리스를 2~6방울씩, 할머니는 30알 정도를 먹고 있다. 앞으로도 나 자신은 물론 아들, 할머니에게도 프로폴리스를 꾸준히 사용해 주도록 할 생각이다. 뿐만 아니라, 프로폴리스를 먹고 원기를 되찾는 기쁨을 한 사람이라도 더 많은 사람이 체험하도록 해 줄 생각이다.

대장에 생긴 끈질긴 폴립을 없앤 프로폴리스

— 모찌다 다꾸조도(가명). 60세. 전교사. 니가다시

1987년 3월. 오랜 교직에서 물러나 조용히 자유로운 생활을 즐기고 있었다. 1990년에 우연히 대장암 검진을 받았더니, '잠혈(潛血) 있음, 정밀검사 필요' 라는 통지를 받고, 즉시 병원에 가서 정밀검사를 받았다. 그랬더니 상행결장(上行結腸) 끝부분에 한 두 개의 폴립이 발견되었다. 다행히도 내시경에 의한 절제로 큰 일을 면하게 되었다.

그런데 그 후 4개월에 한 번씩 정기검진을 할 때마다 두 개, 한 개의 새로운 폴립이 발견되어, 나는 한탄만 하고 있었다. 더욱이 의사는 "체질개선 말고는 폴립의 발생은 멈출 수 없다.", "간 기능 장애와 당뇨병이 의심스럽다."고 계속적으로 말하는 것이다. 병원에서 주는 약을 충실히 복용했음에도 불구하고, 혈액 검사 결과도 시원치 않고, 폴립의 발생 기세도 멎을 줄을 몰랐다.

1993년 연말이 다가온 어느 날, 근처에 사는 한 부인으로부터 프로폴리스를 소개받았으며, 병을 극복한 체험담과 체험 기록을 읽었다. 그리고 구세주를 만난 기분으로 아침, 저녁 다섯 알 씩, 프로폴리스를 먹기 시작했다. 며칠 후 자리에 들었을 때, 등에 대막대기를 끼운 듯한 통증을 세 번쯤 느꼈다. 그러나 이것은 원래 위가 약했던 탓에 의한 호전반응이라는 것을 알고, 중단하지 않고 오늘까지 먹고 있다.

나는 건강식품 모두를 신용하지 않지만, 프로폴리스를 먹은 후 병원에서 매달 하는 혈액 검사 결과와 1년에 한번 하는 대장 내시경검사, 간장 에코검사, CT 등을 종합하여 보면, 이 경이적인 효험을 실증할 수 있다. 현재는 대장 폴립도 발견되지 않으며, 끈질기게 남아 있던 그 흔적도 보이지 않는다고 한다. 간 기능 장애도 r—GTP(원발성 단즙성 간염)을 제외하고는 정상이며, 또한 당뇨병도 경계는

프로폴리스를 말하자

필요하지만, 이전 생활로 돌아갈 수 있다고 한다. 그렇게 괴롭히던 불면증도, 뻐근했던 어깨도 최근에는 잊어버릴 정도로 되었다.

　가까운 고교의 교사인 제자 한 사람도 대장암 4기의 진단을 받고 대장, 간장의 많은 부분을 절제했다. 그도 또한 프로폴리스 애용자인데, 하루에 40알을 먹으며, 보통이면 견디기 어려운 고통을 이겨내며, 자신이 차를 운전하여 40분이나 걸리는 길을 원기있게 통근하고 있다고 한다.

　나의 예도, 제자의 예도 모두 프로폴리스에 의하여 얻은, 보통이 아닌 기적이라고 밖에 생각할 수 없다.

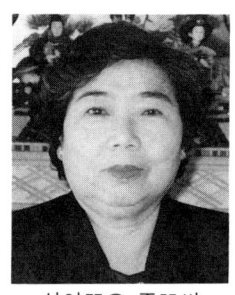

• 사이또오 중꼬씨 •

프로폴리스는 신(하늘)으로부터의 선물

— 사이또오 중꼬. 60세. 주부. 오비히토시

　1991년 4월 말경, 몸에 이상을 느끼게 되어 생각 끝에 병원에 갔더니, 대장 폴립이 있다는 진단을 받고, 즉시 적출했다. 얼마 후에 의사가 이것이 악성이라고 해서, 3개월 후에는 대장암 수술을 받았다.

　수술 후에는 몸 컨디션, 정신 모두가 불안정하여, 항암제도 2년 간은 계속해서 먹어야 한다고 해서, 매일을 고민 속에 지내고 있었을 때, 한 친구가 "약이 아니지만, 좋은 것이 있으니 먹어 보라."고 했다. 이것이 프로폴리스였다. 무언가에 의지하고 싶었던 나는 잘됐다 생각하고, 즉시 먹어보기로 했다.

먹기 시작해서 2일 가량은 '설사'가 있어, 장 내부의 이물(異物)이 놀랄 정도로 많이 배출되었다. 매일 아침, 저녁으로 다섯 알 씩 먹고 있는 효험인 것 같다. 항암제의 부작용이라 생각되는 손 끝이 저린 것도 없어지고, 2주일씩의 병원검사도 패스하고 있다. 몸 컨디션도 매우 좋아서 이것도 프로폴리스의 덕분이라고 감사하고 있다.

현재는 먹기 시작해서 2년이 지났다. 우리 집에서는 남편도 아침, 저녁 빠짐없이 프로폴리스를 먹으며, 65세의 나이를 느끼지 못하는 젊음을 유지하고 있다. 아들도 간장검사의 수치가 높아 6년이나 병원 신세를 지고 있어, 올해 3월경 프로폴리스를 주었더니 처음은 의심스러운 모양이었으나, 1개월 후의 검사에서 의사가 "수치(數値)가 내렸다"고 하며 놀랐다. 3개월 후의 검사에서는 더욱 수치가 내렸기 때문에, 지금은 프로폴리스에 대한 신뢰감도 깊어진 듯, 매일 아침 거르지 않고 먹고 있다.

우리 집에서는 남편, 나, 아들 등 세 사람이 프로폴리스를 먹고 있다. 돈은 좀 들지만 원기 있고 밝은 생활을 한다면 그것이 최고의 행복이라 생각한다.

끝으로 나는 프로폴리스가 신의 선물이라 생각하고 있다.

고통스러운 부작용이 가벼워지고 체력도 좋아지게 되었다

— 메구미(가명). 65세. 주부. 삿뽀로시

1994년 5월 19일에 (당시 12살)딸이 발병하여, 1년 6개월이 지났다. 입원했던 당시, 딸이 '급성 임파성 백혈병'이라는 고지를 받은 우리 부부는 그 충격으로 아무것도 생각하지 못하고 있었다. 침대에 누운 딸은 아무것도 모르기 때문에, 연이어 계속되는 화학요법에 어리둥절할 뿐이었다.

치료덕분에 경과도 좋아, 9월 초순에는 퇴원하게 되었다. 그러나 확실히 표면상으로는 건강해졌다지만, 병 뿌리는 아직도 체내에 도사리고 있을 가능성이 컸다. 이 후 2년 간은 치료를 받아야 했으며, 우리는 딸에게 조금이라도 체력이 좋아지게 하기 위하여 이것저것 여러 가지를 시도했다. 그러나 이렇다 할 효과가 나타난 것은 하나도 없었다.

우리는 딸이 중학교에 들어가기까지 어떻게 해서든지 체력이 좋아지게 하려고 했다. 그럴 때 프로폴리스를 소개받았던 것이다. 그러나 한편으로는 갈피를 못 잡고 있었다. 여러 가지 체험담을 듣고 그 같이 효과 높은 것을 어린 것에게 먹여도 괜찮을까. 현재 복용하고 있는 약의 효과가 없어지지 않는가 불안해졌다. 이럭저럭하는 동안에 2개월쯤이 지나, 1~2 주일에 한 번 하던 척추주사를 할 때가 왔다. 여기서 딸에게 제일 고통스러운 것이 이 치료에 의한 부작용이었다. 치료 후 딸은 두통, 구역질이 10일~2주일 정도 계속되어 체력을 잃게 되었던 것이다.

6월에 치료받은 후, 비로소 다량의 프로폴리스를 먹게 했다. 그러나 먹은 것이 치료 후 5일이나 지난 때문인지 이렇다 할 결과가 나타나지 않았다. 그래도 다음 차례 때를 기대하고, 이때부터 프로폴리스를 상용(하루 10알)하게 되었다.

9월말(3개월 후) 다시 척추치료가 있었다. 이번은 어떨까 기대하고 있었다. 치료 다음날 두통이 없었다. 3일 후도 두통이 없고, 4일

후도 아무렇지도 않았다. 그리고 여태껏 절반의 입원으로 퇴원을 하였다.

대단히 기뻤다. 앞으로 좀 더 치료는 계속되지만, 이전보다는 고통스럽지 않을 것 같다. 또한 감기도 이전처럼 걸리지 않게 되고, 걸려도 곧 좋아진다. 지금은 이 프로폴리스에 희망을 걸어볼까 한다.

프로폴리스 상용으로 '바세도씨 병'이 빨리 회복
— 히요유리고(가명). 69세. 주부. 효고겡 미다시

1994년 2월 어느 날 밤이었다. 나는 깨진 유리조각에 손가락을 깊이 베어 출혈이 심했다. 옆집 부인이 "병원에 가서 봉합해야겠다"고 할 정도였지만, 전부터 프로폴리스를 애용하고 있던 나는 곧 프로폴리스 액을 상처에 발랐다. 이 때문인지 전혀 아프지 않고, 밤에도 평상시와 같이 잘 잤다.

이것을 딸에게 알려주려고 다음 날 전화 했을 때의 일이다. 수화기에서 들려오는 것은 "나, 아마도 '바세도씨 병'인 것 같아."하는 딸의 목소리였다. 곧 집에 있던 프로폴리스 정제상태 타입 4병을 보내고, 많이 먹으라고 했다. 딸의 증상은 맥박이 마라톤을 하고 있을 때처럼 빨라져 일반적인 집안 일을 하는 것만으로 피로해진다는 것이었다. 의사는 한달 1회의 통원 검사가 필요하며, 이것도 언제까지 계속할 것인 지 알 수 없다고 했다. 그러나 딸에게는 생후 7개월의 아기가 있으며, 아기를 데리고 자택에서 전차를 갈아타고 병원(神戸市에 있는 '바세도씨 병'에는 일본에서 제일이라고 하는 병원)에 통원하는 것은 어려운 일이었다. 병원에 가겠다는 얘기를 들었을 때 고베(神戶) 지진의 피해가 보이는 영상이 방영되고 있었다. 여진(餘 震)이 계속되고 있기도 하여 병원에 가는 것을 그만두고, 프로폴리스 를 많이 먹으라고 했다.

그 때의 딸은 아기에게 모유를 먹이고 있었기 때문에, '바세도씨 병' 약은 먹지 않았으며, 건강했을 때부터 상용하고 있던 프로폴리 스를 2일에 한 병의 비율로 먹었다. 그리고 3월 중순에 아기의 이유 식을 계기로 '바세도씨 병 약' 을 복용하기 시작했다. 그랬더니 갑상 선 '호르몬' 양을 나타내는 수치(바세도씨병은 갑상선이 어떤 원인 으로 폭주하여, '호르몬' 분비가 대단히 증가되기 때문에 일어나는 병이다.)가 급속히 내려가기 시작했다. 그리고는 한 달에 한 번씩으 로 지정되었던 통원도 점차 간격이 넓어지고, 그때마다 검사결과는 좋아지고 있었다. 평소에 프로폴리스를 먹고 있으며, 체내에 프로폴 리스 성분이 있었기 때문에, 1년이 못되는 단기간에 이렇게 급속히 회복할 수 있었다고 나도 딸도 믿고 있다. 딸은 '바세도씨 병' 약의 부작용도 없고, 최근에는 목도 가늘어지고 달리기도 하게 되었다고 한다. 전에는 마라톤에서도 빠르게 뛰곤 했던 지구력 있는 딸이었 다. 다음 검사에서는 반드시 정상치가 되리라고 기대하고 있다.

파킨슨병을 극복하고 손자와 즐기는 행복한 나날
— 다구찌 미쯔에(가명). 65세. 주부. 도쿄시

1980년대 말경이었다. 당시 미용사였던 내가 손님 머리를 감기고 있을 때, 갑자기 한쪽 손에 힘이 빠지는 것을 느꼈다. 이때부터 양손과 양다리가 떨리게 되고, 얼마 안가서 언어도 부자연스럽게 되었다. 파킨슨병에 걸린 것이다. 어느 날 치료 때문에 다니고 있던 중국 침선생과의 얘기에서 프로폴리스가 화제가 되었다. 그 선생도 먹고 있다고 해서, 나도 기대를 갖고 프로폴리스를 먹어볼까 생각한 것이 1993년 6월이었다. 그때의 나는 걸으려면 시간이 걸리고, 발이 떨리고 몇 번이나 넘어지며, 손도 떨리고, 말도 잘 알아듣지 못하는 상태였다.

처음에는 1개월에 프로폴리스 정제상태 타입을 한 병, 액체상태 타입을 두 병 정도 먹고 있었다. 1년 동안 계속하고 있었더니, 떨리던 손도 양손을 마주잡으면 멈출 수 있게되고, 발도 땅에 붙이고, 천천히 걸으면 걷게 되었다. 그 후 덴시치 인삼이 든 프로폴리스라는 것이 있는 것을 알고 당장 주문하여 먹었더니, 나의 체질에 잘 맞는 것 같았다. 그래서 그 후로는 덴시치 인삼이 든 프로폴리스의 정제상태 타입을 한 달에 두 병씩, 그리고 보통 프로폴리스 정제 한 병을 합해서 먹게되었다.

1995년 여름, 덴시치 인삼이 든 프로폴리스를 먹기 시작한 지 10개월이 지났을 무렵에는 전화를 해도 발음이 매우 똑똑해졌다는 말을 듣게 되었다. 그 해 가을에는 발이 떨리던 것도 없어지고 넘어지는 일도 거의 없어졌다.

발병에서 프로폴리스와 만나기까지의 5년 동안을 생각하면, 왜 좀 더 빨리 프로폴리스를 먹지 않았을까 후회하지만, 할 수 없는 일이다. 그래서 나와 같은 병으로 어찌 할 바를 모르는 사람들이 한 사람이라도 많이 프로폴리스에 대해서 알아주었으면 한다.

프로폴리스를 말하자

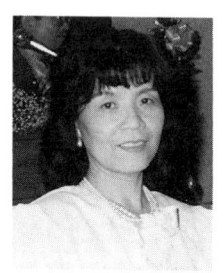

'개'에 물린 상처에도 '지네'의 독도 프로폴리스가 있으면

— 곤도오 노부고. 55세. 자영업. 시즈오까현

• 곤도오 노부고씨 •

여름방학으로 딸들이 와 있었을 때의 일이다. 어느 날 다같이 쇼핑하러 나갔다가 늦게 돌아온 후, 운동을 시키기 위해서 개를 데리고 나갔다. 정해진 코스를 지나 늘 만나는 개에게 손을 내밀었더니, 왠지 그날 따라 물어버린 것이다. 순간 물린 자리가 깊다는 것을 알았다. 집에 돌아와, 곧 프로폴리스를 상처에 바르고, 사위가 당번인 병원을 알아내서 병원에 갔다. 약간 멀었지만, 프로폴리스를 발라둔 탓인지 출혈도 없고 아프지도 않은 채 병원에 도착하였다. 그런데 의사는 "이것은 봉합하지 않으면 안된다." 하며 그 자리에서 마취주사를 놓고, 결국 다섯 바늘이나 기웠다. 다음 날 그 병원에 가니, 나와 같이 붕대를 한 사람이 셋이나 있어 놀랐다. 역시 개한테 물린 것이 곪아, 반 달 이상이나 지났지만 좋아지지 않는다는 것이다. 집에 돌아와서 나는 즉시 붕대를 풀고 프로폴리스를 호오스 마크 크림에 섞어서 상처에 발랐다. 그 후에도 병원에 가지 않는 날은 프로폴리스를 발랐다.

그리고 6일째 되는 실을 뽑는다는 날 아침 나는 내자신이 지르는 '앗!' 하는 소리에 잠이 깼다. 이불을 젖히고 보니, 그곳에 30cm나 되는 큰 지네가 있었다. 재빨리 프로폴리스 액을 물린 한쪽 발 자리에 전체가 노랗게 될 정도로 발랐다. 그리고 병원에 전화를 걸었지만 '지네'에 대한 응급처치를 몰랐다. 하는 수 없이 친척에게 물었

꿀벌이 주는 최고의 선물 超藥 프로폴리스

더니 '좀 있으면 나아진다' 는 것이었는데, '볼펜' 만큼 굵은 바늘로 찌르는 듯한 통증이 3시간 가량 계속되었다. 그 날 병원에 가서 손에 실을 뽑는 것과 동시에 '지네' 에 물린 곳도 진찰했다. 의사선생은 "붓지 않았군요. 앞으로 부어오르게 될 것인가?" 이상하다는 듯이 말하며, 바르는 약을 주었다. 그런데 그 후 '지네' 에게 물린 통증은 일어나지 않았으며, 개한테 물린 상처도 1주일로 완치되었다. 틀림없이 상처를 봉합하기 전에 프로폴리스 액을 발라 놓았던 것이 좋았다고 생각한다. 손의 상처도, 발의 상처도 프로폴리스 덕택에 빨리 완치되었다고 본다. 며칠 후 친지들에게서 들었는데 '지네' 에 물린 사람이 발목 임파선이 부어, 10일이나 가렵고, 아파 잠을 자지 못했다고 한다. 만약 그때 프로폴리스가 없었더라면 하고 생각하면 온 몸이 떨린다.

자궁경부암으로 고민하는 사람에게 프로폴리스의 '메시지'

— 니시오까 노리고. 42세. 주부. 홋가이도 아시자끼군

재작년 3월 자궁암 검진을 받았다. 결과는 자궁경부암이었다. 6년 간 받아 온 검진에서 매번 이상이 없었다. 근처 병원에 가 보니 "우리 병원에는 산부인과 선생이 5명이 있어, 수술이 가능하다"고 했다. 나는 곧 "잘 부탁합니다"고 말하고 귀가했다.

수술까지 1개월, 불안감으로 점점 우울해지고, 아무런 생각도 못하는 상태였다. 이런 어느 날 라디오로 '프로폴리스는 암에 좋은 결과가 나타난다.' 는 것을 알았다. 꿀벌 둥지에서 채취되는 물질이라

는 것은 잡지에서 읽은 적이 있으나, 건강했던 나는 굉장한 것이 있구나 감탄하고 무심히 지나쳤다. 그러나 지금의 나는 프로폴리스에 매달릴 수밖에 없다고 생각하고 문의했다. 내가 고민하고 있는 것을 알았는지, 상세히 내 말을 들어주고 프로폴리스의 효과와 사용방법을 가르쳐 주었다. 즉시 프로폴리스를 주문해서 수술하는 날까지 1일에 100알씩 계속해서 먹었다.

수술은 넓은 범위에 걸쳐 이루어지고, 6시간이나 걸리는 대수술이었지만 견뎌낼 수 있었다. 더구나 수술자리가 아무는 것도 빨라서, 3일 만에는 혼자 걸을 수 있게 되었고, 하루하루 자신도 느낄 만큼 원기를 얻어가고 있었다. 통증도 없고, 건강했던 때와 같은 생활을 하게 되었다. 같은 병실환자와 비교해도 나만이 매우 빨리 회복되는 듯 싶었다. 프로폴리스는 수술 후 1주일부터 하루 80알씩 먹고 있었는데, 이렇게 빨리 원기를 회복하는 것은 프로폴리스 덕택이라고 믿고 있다.

나의 암은 선(腺)암이라는 악질의 암이었다. 그렇기 때문에 만약 전이했으면 큰 일이라 해서, 수술 1개월쯤 지나 치료를 받기로 했다. 그러나 입원하여 6일간 연속적으로 항암제를 투여하는 치료를 3개월 간에 3회, 그리고 그 후 같은 치료를 3개월에 1회씩 6회, 모두 9회의 치료를 받게 된다고 들었을 때는 나는 거의 실신할 상태였다.

무엇보다 이만큼의 항암제가 투여되는 데서 오는 부작용이 대단히 걱정되었다. 급히 프로폴리스 '메이커'에 전화를 걸어, 약에 대해서와 부작용 등 다른 환자의 경우는 어떠했는가 하는 얘기를 듣고서야 안심할 수 있었다. 항암제의 부작용이라 하면 여성이면 우선 두발이 걱정된다. 프로폴리스를 먹고 있으면, 조금은 빠지지만 1개월이면 다시 생기니 걱정 없다고 하여 안심했다.

그리고 치료 2주일 전부터 프로폴리스를 약 100알씩 먹으며, 치료 중에도 될 수 있는 한 먹기로 했다. 치료 중에는 구역질이 나서 토하더라도 수분과 식사는 열심히 하도록 했다. 고통스럽지만 '대신 해달라고는 할 수 없다'는 생각으로 주먹밥을 만들어 조금이라도 먹도록 했다. 치료 시에는 내가 좋아하는 곡의 CD를 듣던가, 책을 읽으며 '집에 가면 맛있는 것을 먹어야지', '앞으로 몇 일이면 집에 간다'고 생각하며, 즐거운 마음으로 하루를 보냈다.

이 병 치료시의 말 못할 고통은 같은 체험을 한 사람이 아니면 알 수 없을 것이다. 프로폴리스를 믿었기 때문에 자기의 기력을 모두 낼 수 있었으며, 마음을 바꾸어 고통스러운 치료 외의 것에 눈을 돌릴 수 있었다고 생각한다.

현재는 그렇게 고민하던 나날이 거짓인 것 같다. CT검사, 혈액검사, 백혈구 수 등 모든 면이 '이상 없음'이란 좋은 검사결과가 나오고 있다. 의사선생도 "좋군요"하며 웃음을 지어주고, 나도 기뻐하고 있다. 나는 프로폴리스와 프로폴리스 '메이커' 여러분, 그리고 좋은 병원과 만나는 행운으로 건강을 되찾았다. 이 행운을 소중히 하면서 프로폴리스를 먹고 힘을 낼 생각이다. 같은 병을 가지신 여러분, 병에 대해서만 생각하지 말고, 때로는 잊어버리고 온화한 마음으로 지내는 것이 중요하다고 생각한다.

방광암에 이긴 남자의 투병일기

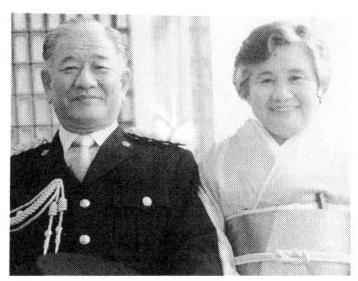

—마쯔모도 히데오. 63세. 단체
직원. 도쿄시

• 마쯔모도 히데오씨(부인과 함께) •

내가 프로폴리스와 사귀게 된
것은 다음과 같은 일이 계기였다.
일기장에서 간추려 기술하겠다.

1995년 3월 17일(금) 비

오전 10시경 화장실에 갔는데, 피가 섞인 갈색의 소변이 나와 놀
람. 오후에도 소변 속에 핏덩어리가 3개 가량 나왔는데, 저녁에는
정상적인 소변이어서, 방광 결석이 나온 것이겠지 하고 안심함.

3월 25일(토) 비

오늘은 자기 전에 화장실에 갔는데, 약간 흐린 소변과 핏덩어리가
한 개 나옴.

4월 4일(화) 갬

오전 8시 30분 처와 함께 병원에 가다. 비뇨기과에서 증세를 들은
후 의사는 "방광에 내시경을 넣어 검사하겠다"고 말하고, 마취주
사를 놓고, 방광에 내시경을 넣었다. 결과는 "방광 하부에 새끼손
가락(無名指)만한 종양이 있으며, 조직을 떼어 검사해 보지 않으
면 단정할 수 없지만, 암으로 생각됩니다. 수술합시다."라고 함.
이날부터 처가 권해서 프로폴리스를 먹기 시작함. 그 내용은 덴시

꿀벌이 주는 최고의 선물 超藥 프로폴리스

치 인삼이 든 프로폴리스 20알, 프로폴리스 20알을 1일 3회(계 120알)먹음. 백약의 장이라 하면서 줄곧 술을 마셔오던 나, 후회 막급으로 술을 끊고, 프로폴리스와 사귀기 시작함.

4월 12일(수) 비/흐림
방광암으로 판정되어, 오늘은 CT와 RI(몸을 가로로 보는 '뢴트 겐'과 뼈 전체 '뢴트겐')검사를 받음. 프로폴리스는 계속 먹음.

4월 18일(화) 개임/비
오전 8시 30분 아침식사 하지 않고 병원에 가서 수술전의 검사로 흉부 '뢴트겐', 심전도, 혈액검사, 요부(허리) '뢴트겐'을 찍음.

4월 25일(화) 흐림/비
오전 9시 수술을 위한 준비가 시작되어, 9시 30분에 바퀴가 달린 침대에 누워 수술실에 들어감. 마취로 의식을 잃은 채 수술을 한 시간 정도로 끝냄.

5월 1일 (월) 비
퇴원. 병원에서 재발 예방약 등 세 가지를 받음. 이 약과 프로폴리 스를 병용함. 이후 1주일에 1회의 통원을 계속.

7월 25일 (화) 갬
오후 2시 병원에서 내시경으로 검사를 받음. 재발 등이 없고, 기 타 각종 검사결과 모든 장기에도 전이가 없었음. 단, 약 3년은 재발에 요주의 하라고 함. 프로폴리스에 감사하며, 앞으로는 사용량을 약간 줄여서 계속 먹도록 함.

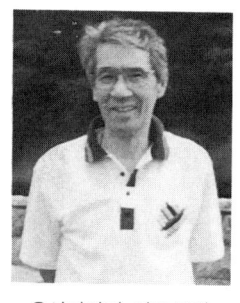

신뢰하고 있는 프로폴리스로
중증 간장장애(重症 肝臟障害)를 극복

— 우시와다리 가오루. 64세. 무직. 홋가이도
이와미사와시

• 우시와다리 가오루씨 •

1972년 헌혈했을 때 간장장애의 염려를 지적 받고, 주치의로부터 간 기능이 저하되었다는 진단을 받아, 3개월 간 입원. 1974년에 재발했을 때는 간경화의 위험이 있다는 충고를 받았다. 1996년 2월에 받은 정밀검사에서 간장에서 종양이 발견되었으며, 간경화의 진행도 있다하여 다음달 북대(북해도 대학)병원에 입원했다. 종양을 안 다음 달 부터 '목숨과는 바꿀 수 없다.'는 처의 강한 권고도 있어, 프로폴리스를 대량 먹기 시작했다. 1개월 후에 수술 전 '에고' 검사를 받았는데, 간경화에는 걸리지 않았다는 것을 알았다. 그때 담당의사에게 '프로폴리스를 먹고있다'고 했더니, '좋은 프로폴리스를 먹고 있으면, 걱정 없다'고 해서 놀랬다. 실은 병원 안에도 같은 프로폴리스를 먹는 의사선생이 있으며, 병원 매점에서도 같은 프로폴리스를 팔고 있었다.

간경화는 소멸했지만, 종양적출수술은 예정대로 했으며, 현재 나의 간장은 4분의 1정도 밖에 없다. 그러나 수술후의 회복은 의사가 놀랄 만큼 순조롭고, 많은 사람이 경험한다는 수술후의 권태감도 전

꿀벌이 주는 최고의 선물 超藥 프로폴리스

혀 없다. 퇴원 3개월 후에는 내가 운전하여 마쯔시마 주변을 5일간
에 걸쳐 '드라이브' 여행을 했다. 몸이 건강해진 것도 프로폴리스 덕
택이라고 신뢰감을 한층 더 깊이 하고 있다. 금년에는 전부터 취미
였던 '하이킹'을 다시 할 생각을 하며, 벌써부터 마음을 설레고 있다.

어느 듯 사라진 나의 간장암
— 오가다 겐지로오(가명). 59세. 무직. 홋가이도 아사히가와시

1987년 3월에 B형 간염에 걸려 고생해 왔다. 이 기간 동안 반년
에 한번은 2~3개월의 입원치료를 받았고, '인터페론'도 B, γ두 종
류를 병원에서 주었고, '세로시온'도 주었다(단, 부작용이 무서워
이 약은 복용하지 않았다). 그러나 만성 간염으로부터 간경화 초기
로, 다시 1993년 9월에는 드디어 간장암의 우려가 왔다. 다음해 5
월에는 검사, 수술을 위해 삿뽀로 제1외과에 입원하게 되었다. 투병
생활기간 중 GOT, GPT 등 간기능 상태를 나타내는 수치의 평균은
70~80이었는 데, 입원 시에는 500~800이나 되어 있었다. 또한 α
GPT도 50에서 때로는 200이나 되어 있었다.

프로폴리스에 대해서는 1992년 여름에 듣고 있었지만, 먹기 시작
한 것은 입원하기로 되어있던 무렵이었다. 하루 50알을 아침에 일
어나서 먹기로 하고, 입원 중에도 계속해서 이렇게 먹었다. 특히
1992년에는 모친도 같은 병으로 사망했기 때문에, 더욱 걱정이 되
어 프로폴리스에 목숨을 건 심정으로 먹었다.

그랬더니 세포검사 결과, 암으로 보고 있던 부분의 세포가 이미

죽어버렸다는 것을 알게 되었으며, 결국 무슨 병인지 모르는 채 수술도 받지 않고 퇴원하게 되었다. 1995년 봄에는 지금까지 전혀 작용하지 않았던 항체에 다소 변화의 징조가 보여 GOT, GPT, αGPT의 수치도 20~30으로 안정되었다. 그리고 퇴원 이후는 감기도 걸리지 않고, 무더운 여름에도 지칠 줄을 모르며, 현재도 자신의 병을 관찰중이다.

최근에는 가벼운 스포츠를 즐기며, 때로는 등산도 하고 있다. 이대로 점점 체력이 좋아졌으면 한다.

현재는 프로폴리스 먹는 양을 서서히 줄이고, 하루 15~20알 정도를 먹고 있다. 앞으로도 자신의 건강을 지켜주는 자연 치유력이 완전히 작용하게 되는 날이 오기를 바라며, 프로폴리스를 계속 먹을 생각이다.

피로회복, 숙취방지로 '스트레스'도 해소

— 나까시마 노부고(가명). 50세. 간호사. 오사카시

간호사라는 일은 매일 매일이 '스트레스'의 연속이다. 특히 나와 같이 부장이라는 직책은, 정신적 중압감이 얼마나 큰 것인지 상상할 수 있을 것이다. 이것을 해소하기 위해 매일 저녁 술을 즐기게 되는 것은 어쩔 수 없다고 생각했다. 어쩌다 많이 마신 다음날 아침에 숙취의 고통은 심했다.

내가 프로폴리스를 알게 된 것은 약 4년 전이었다. 직장에서 귀너머로 들은 얘기가 '프로폴리스로 피로를 푼다'는 것이다. 그래서

꿀벌이 주는 최고의 선물 超藥 프로폴리스

즉시 프로폴리스를 장기간 연구한 기노시다 시게다로 선생의 저서를 읽어보았다. 그 후 1개월 후에 프로폴리스 '메이커' 측 사람과 상의하여 처음에는 프로폴리스 액을 하루에 5방울씩 먹기 시작했다. 지금은 아침에 액을 10방울, 저녁에는 정제 7~10알, 모두 덴시치 인삼이 든 프로폴리스를 빠짐없이 먹고 있다. 덕택에 약간 주량이 많았다 싶은 다음 날 아침에도 프로폴리스를 정확히 먹는다면, 숙취상태가 되지 않고 상쾌한 하루를 보낼 수 있다. 매일 술을 마시고 있는데 검사를 해도 GOT, GPT, γ—GTP 등의 수치가 정상이라는데 놀라고 있다. 더욱이 예전의 위 카메라로 발견되었던 네 곳의 '폴립'이 프로폴리스를 먹기 시작한 반년 뒤의 검사에서는 적어져서 자르지 않고 상태를 보기로 했다. 특별히 병명을 붙일 만한 것은 아니지만 프로폴리스를 먹은 후부터는 자기 몸의 컨디션이 좋은 만큼, 환자와의 접촉에도 마음의 여유가 생기는 것 같다. 그래서 스트레스도 없어진 것 같아, 이중의 효과를 느끼고 있다.

앞으로 6개월밖에 못 산다던 폐암으로부터의 생환
— 마쯔바라 오사무(가명). 60세. 자영업. 벳푸시

건강진단 결과를 가볍게 보아서는 안 된다고 생각하게 된 것은 앞으로 6개월밖에 못 산다는 폐암선고를 받고도 생환한 경험이 있기 때문일 것이다. 1993년 건강진단을 받았을 때 발견된 폐암이 재검진을 하자는 말을 듣지 않고 지내던 중, 약 1년 만에 직경 4cm까지 커진 것이다. 1994년 5월에 미열과 기침이 계속되어, 감기다 싶어서 진찰을 받은 병원에서 진단결과를 들었을 때의 충격은 진정 말로는 다할 수 없는 것이었다.

폐암이라는 진단을 받은 후 즉시 입원생활을 하게 되었는데, 그때 프로폴리스를 구입해서 아침, 낮, 저녁 식전에 30알씩, 하루에 90알을 계속적으로 먹었다. 그리고 8월에 한 검사에서 '뢴트겐'을 찍었는데, 암의 형태가 없어졌다는 것이었다. CT검사에서도 암을 지진 자리가 남아있을 뿐이었다고 한다. 주치의도 의아해 했지만, 이 상태라면 퇴원해도 좋다고 했다.

퇴원 후 지금까지 하루 세 번, 식전에 20알씩 프로폴리스를 계속 먹고 있다. 앓기 전과 똑같은 일상생활로 돌아온 기쁨 또한 말로는 다 할 수 없는 것이다.

뇌경색의 후유증을 개선해 준 프로폴리스

─오오다 준이찌(가명). 59세. 기계수리업. 홋가이도 스나가와시

1990년 11월 17일. 삿뽀로에서 자동차를 운전해 귀가하던 중이었다. 나는 한순간 눈앞에 붉은 빛이 퍼지는 것을 본 것 같았다.

몸 컨디션의 변화를 느끼면서도 집으로 향했으나, 자택에는 가지 못하고 병원으로 갔다. 뇌경색인가 하고 물었더니, 의사는 '그렇다. 과로에서 오는 스트레스가 원인일 것이다'고 했다.

결국 뇌의 세 곳에 경색이 있어, 투약과 재활요법을 일년간 계속하였다. 입원 중의 증상은 우측 반신마비에, 말도 못하고, 이름조차 못 부르는 상태였다. 내가 하는 일은 산업기기 수리. 손끝의 섬세한

움직임이 요구되는 일이므로, 나의 증상은 직접 일에 커다란 영향을 미친다. 그래서 나는 병원에서 주는 혈액을 깨끗이 하여 순환을 원활히 해주는 약을 계속 먹었으며, 재활요법도 열심히 했다.

이리하여 일단 직장에 복귀한 것이 1991년 1월이었다. 얼마동안은 주위의 따뜻한 배려 속에서 이럭저럭 일을 하고 있었지만, 그 후 1년이 지날 무렵, 오전10시와 오후3시경이 되면 꼬집어 말할 수 없는 권태감이 오게되며, 병원에서 주는 약은 매일 한 알도 빠짐없이 먹고 있었다. 검사를 해도 경색장소가 넓어졌다는 것도 아니었다. '손끝이 떨리는 것이 사활문제' 라고 하는 나에게 병원에서는 '떨리는 것을 멈추게 하기 위해서 약간 강한 약을 주겠다' 고 하는 것이었다. 약이 또 한가지 늘었다. 그러나 전보다 강하다는 약을 먹기 시작했어도 손이 떨리는 것도, 권태감도 안정되는 기색이 없었다. 뿐만 아니라, 간기능 장애라는 검사결과가 나오게 되었다. 그리고 이렇게 많은 약을 평생 먹어야 한다는 선고를 받았다.

프로폴리스와 만나게 된 것은 이런 증상으로 반년 가량 고통을 받아 온 후였다. 처음 프로폴리스를 먹고 1주일 정도 후, '이것은 좋은 것 같다' 고 느끼게 되었다. 컨디션이 좋아진 것 같았기 때문이었다. 반드시 프로폴리스 효과를 확인해야지, 프로폴리스만을 무기로 내 병과 싸워야겠다고 생각했다. 그리고 매일 아침 잠자리에서 일어나는 공복 시와 취침 전에 프로폴리스 액(5방울)과 정제(5알)를 먹었으며, 덴시치 인삼이 든 프로폴리스를 알고 나서는 그 액과 정제도 같은 양을 먹었다. 그랬더니 손이 떨리던 것도 없어졌다. 프로폴리스를 먹기 시작해 1년도 안되어서 효과가 나타난 것이다. 덕택에 지금은 과감히 일에 열중하게 되었다.

유방암의 후유증도 갱년기 장애도 프로폴리스를 믿고

— 나까시마 루리꼬(가명). 48세. 간호사. 오까야마시

1990년 3월에 '스테이지 Ⅱ'도의 유방암이라는 진단을 받은 나는 정형적 유방 절제술(유방, 겨드랑이 임파절, 흉벽근의 절제를 하는 것)을 받고, 그 후 6개월 간 항암제를 내복하는 치료를 받았다. 그러나 때때로 왼쪽 겨드랑이와 왼팔이 붓곤 했다. 이런 부종은 저절로 없어지는데, 얼마 안가서 부기가 생기는 것을 되풀이했다. 특히, 피로했을 때나, 건강에 대해서 소홀히 했을 때는 반드시 이런 증상이 생겨, 그때마다 불쾌감과 불안에 빠지곤 했다.

나의 이런 증상에 변화가 나타난 것은 1992년 10월에 친지 소개로 프로폴리스를 알고 하루에 10알을 먹게 된 후부터였다. 3개월 가량 프로폴리스를 계속 먹어 왔다. 1993년이 될 무렵, 겨드랑과 팔이 붓는 일은 전혀 없어졌다. 근무로 다소 무리를 했을 때도, 건강에 대한 주의를 소홀히 했을 때도, 권태감을 느끼게 되는 때도, 프로폴리스를 20알로 늘려 먹음으로써 부기는 미연에 방지할 수 있게 되었다.

또한 프로폴리스를 먹게 되면서 흥미로운 점을 발견했다. 실은 1년 전부터 혈압이 높아지고, 땀이 나고, 머리가 아픈 소위 갱년기 장애 같은 증상으로 고민하고 있었다. 그런데 이 증상이 나타나는 것은 언제나 프로폴리스를 먹지 않았을 때였던 것이다. 프로폴리스를 먹지 않고 있으면, 당장 이런 증상이 나타나며 프로폴리스를 먹으면 증상이 없어지는 것이 되풀이 되었다.

유방암 수술을 하고 5년이 지났고, 또한 프로폴리스를 먹기 시작해서 3년이 되어 온다. 현재는 프로폴리스를 하루에 15알씩 먹고

꿀벌이 주는 최고의 선물 超藥 프로폴리스

있는 데, 여러 가지 검사를 받아도 전혀 이상이 없다. 갱년기 장애에 대해서도 이상이 없다. 이와 같은 프로폴리스의 효력은 자기 자신이 체험하지 않고서는 알 수 없다고 생각한다. 아직도 세간에는 프로폴리스를 알지 못하는 사람, 그 힘을 믿지 못하는 사람이 많다. 나는 이런 사람들에게 '속는 셈 치고, 먹어 보라'고 권하는 바이다.

'인터페론' 과의 상승효과로 C형 간염이 완치

— 스찌무라 사요. 43세. 회사 근무. 도요하시시

1994년 7월에 C형 간염으로 진단되어, 근처 병원에 통원하면서 치료를 받고 있었는데, 좀처럼 결과가 시원치 않아 친구의 소개로 프로폴리스를 먹기 시작했다.

회사근무를 계속하면서 치료를 받고 있었는데, 컨디션이 좋을 듯 싶어서 약간 많이 움직이면, 피로가 축적되어 몸이 나른해지곤 했다. 그래서 1995년 4월에 시민병원에 입원하고, 치료에 전념하기로 했다. 병원에서 인터페론을 사용한 치료를 받고, 5월부터 투여를 시작했는데, 부작용에 대해서 듣고 있었기 때문에 불안이 대단히 컸다. 그래서 프로폴리스 양을 늘리고, 하루에 덴시치 인삼이 든 프로폴리스를 30알, 로얄제리가 든 것을 전용 스푼으로 20술씩 먹기로 했다.

그 결과, 7월 말에는 'C형 간염 바이러스 마이너스' 라는 검사 결과를 얻을 수 있었다. 보통 '인터페론' 90개를 맞아야 하는데, 스찌무라 씨는 65개로 '마이너스' 가 되었다고 하며, 의사도 놀랐다. 더구나 부작용도 일체 없고, 반 년 동안 계속할 것을 각오하라고 한 '인터페론' 투여도 다행히 단시간에 끝내도 좋다는 것이었다. 프로폴리스와 만난 것에 감사하고 있다.

육체도 정신도 프로폴리스로 인간혁명

— 무또오 후미. 49세. 미용사. 요꼬하마시

1987년에 교통사고를 당한 후 감각장애, 근력저하, 오른손·오른발의 마비 외에 이명, 두통, 현기증, 구역질, 미열 등 후유증으로 고생하고 있었다. 사고 직후에는 정형외과에 1개월 입원하여, 목과 허리의 견인을 중심으로 한 치료를 받았다. 그러나 그 후의 경과가 좋지 않아, 그 정형외과 소개로 전문 '페인 클리닉'에 8개월 간 입원치료를 받았다. 그 결과 1988년 10월에 받은 MRI 검사에서 척수공동증(脊髓空洞症)이라는 병이 있는 것을 알고, 내복약 이외에 경막외(硬膜外) 블록, 성상 신경 블록, 추간(椎間) 관절 블록, 국소주사 등의 치료를 받았다. 이런 치료를 받으면 확실히 일시적으로는 편해졌지만, 얼마 안가서 다시 통증이 오고, 시력의 저하와 이명 등의 증상도 개선되지 않았다.

얼마동안 이런 고통스러운 상태가 계속되었다. 어느 날 손님이 '암에 잘 듣는 놀라운 프로폴리스'라는 책을 빌려 주었는데, 당시의 나는 한 권의 책을 쉽게 읽을 수 있는 상태가 아니었다. 그래도 '암에 잘 듣는다'라는 데 끌려, 조금씩 며칠을 두고 읽었다. 그리고 '속아보자'는 생각으로, 네 곳의 '메이커'로부터 프로폴리스의 자료를 주문했다. 그리하여 1병 3,000엔의 액체를 다섯 병, 3,500엔의 정제상태의 것이 두 병, 그리고 한 병 1만 5천 엔의 정제상태의 것을 구입했다. 이 중에서 내 마음에 든 것이 1만 5천 엔의 정제였다.

즉시 아침, 낮, 저녁으로 15알씩, 하루 45알을 먹기로 했는데, 먹기 시작해서 삼일이 되는 날 아침, 그렇게 시끄럽게 울리던 이명이 없어진 것이다. 그리고 동시에 눈의 피로와 구역질, 현기증, 두통도 훨씬 가벼워졌다. 식욕이 없어서 한때 영양실조에 가까운 상태였지만, 프로폴리스를 먹게 된 이후, 아무 것이나 맛있게 먹을 수 있게 되어 안색도 좋아지고, 체중도 늘었다.

현재는 한 달에 한 번 정형외과에 다니며, 매일 조금이라도 오랜 시간 일어나 있으려 하고 있다. 전에는 정상적인 생활을 단념했었는데, 이 기회에 "다시 한 번 노력해 봐야지"하는 생각을 하게 되었으며, 힘이 없어진 왼손(그래도 오른손보다는 좋은 편)으로 글을 쓰는 연습을 시작하고, 한 달 후에는 '에스테' 인정 '쌀롱'의 시험에도 합격하게 되었다.

해내겠다는 의지에 넘친 마음의 건강은 자기 몸의 건강으로도 이어진다. 나는 요즘 프로폴리스의 '에네르기'를 온몸에 받아들이며, 힘차게 지내고 있다.

수술불능의 뇌종양이 프로폴리스로 없어졌다.

— 스즈끼요오. 38세. 주부. 아이찌현

1993년 뇌종으로 진단되어 시민병원에서 수술을 받고, 두 개 있던 종양 중의 하나를 절제했다. 그러나 나머지 하나는 잘라낼 수 없는 위치에 있다고 해서 화학요법으로 치료를 계속하기로 했다. 임과 투병하기 위해서라면 무엇이든지 하려고 "나고야에 있는 ○○요법이 좋다." 하면 1,000만 엔이나 들여서 치료를 받은 적도 있다. 그러나 결과는 신통치 않았으며, 이대로 고통스러운 화학요법을 계속하지 않으면 안되나 생각하고 있었을 무렵이었다.

친구로부터 프로폴리스 얘기를 듣고, 최후의 희망을 걸고 먹기로 했다. 프로폴리스 정제 20알과 인삼이든 프로폴리스 20알이 하루에 먹은 양이었다.

먹기 시작해서 6개월 후인 1994년 10월이었다. 병원에서 검사를 받으니, 뇌의 종양이 없어졌다는 것이다. 그리고 백혈구 수치도 정상상태로 되어있었는데, 이것이야말로 프로폴리스의 덕택이라고 밖에 말할 수 없다.

현재는 하루에 20알로 줄었지만, 매일 빠짐없이 계속해서 먹고 있다. 이것을 보고 어머니도 함께 먹기 시작하여, 둘이서 건강의 기쁨을 실감하고 있다.

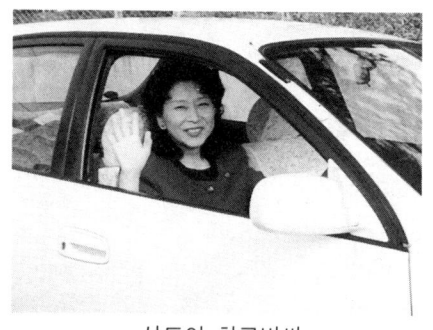

• 사토이 히로비씨 •

원인 불명 증상으로 괴로워했던 때가 거짓말 같다.

— 사토이 히로비. 43세. 회사근무. 미야기겡 나도리시

1989년 가을 37세였던 때, 돌연 생리가 멈춰 버렸다. 갱

꿀벌이 주는 최고의 선물 超藥 프로폴리스

년기라면 너무 빠르며, 몸에 별 이상도 없다. 이유를 모르는 채 병원에 가서 의논하니, 임신은 아니었다.

그럭저럭하는 동안에 원래 검었던 살결이 점점 짙어져, 몸 전체가 검어지고, 기미도 멀리서 봐도 알 수 있을 만큼 진해졌다. 뻐근한 어깨도 심해지고, 심한 두통이 계속되었다. 병원을 몇 곳이나 다녀 보았지만 원인조차 몰랐다. 암이 아닌가 의심도 했지만, 내장이 나쁜 것도 아니고, 부인과의 질환이 의심스러운 것도 아니다. 그러나 무슨 약을 먹어도, 주사를 맞아도, 고통스러운 증상은 좀처럼 나아지지 않았다. 이럴 때 친구가 소개한 것이 프로폴리스였다. '좋은 것이니 먹어 보라', '많은 사람이 병을 극복했다', '속는 셈 치고' 등 여러모로 권했다. 그러나 솔직히 말해서 처음에는 먹기 어려웠다. 독특한 냄새에 질렸던 것이다.

처음 프로폴리스를 먹는 데는 그야말로 큰 결심이 필요했다. 그러나 꾹 참으며, 매일 먹고 있었더니 2주일만에 생리가 왔다. 그리고 이것을 계기로 나를 괴롭히던 여러 가지 증상이 하나씩 개선되었다. 두통과 어깨 결림이 없어졌다. 살결은 원래보다 희어지고, 기미도 점점 연해졌다. 위장도 좋아지고, 식욕도 왕성하다. 지금은 근무 때문에 하루에 500킬로나 운전하여 이동할 때도 있지만, '피로를 모르는 사람'으로 불리고 있을 정도다.

원인불명의 병으로 고생하고 있던 때의 친구가 오랜만에 만나면 놀라며 '어떻게 된거야' 한다. 이럴 때 나는 프로폴리스를 보이며, '속는 셈 치고'라며 권하고 있다.

프로폴리스를 말하자

궁합이 맞는 프로폴리스로 간 장병을 극복

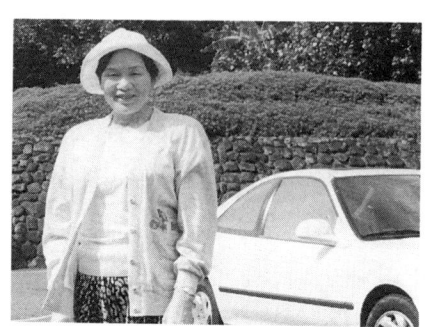

• 이께다찌 요노씨 •

— 이께다찌 요노. 64세,
약국경영. 도쿄시

1989년경부터 몸 컨디션이 좋지 않아, 한방치료와 지압 등 갖가지 요법을 해보았지만, 별 효과를 얻지 못했다. 일상적으로는 조깅과 수영으로, 건강을 유지하고 있다고 생각하고 있었으며, 가업이 약국이기 때문에, 내가 아파서야 말이 되지 않는다.

1991년 여름, 일을 좀 많이 한 탓이려니 하고 20일쯤 자리에 누운 적도 있고 해서, 병원에 가서 검사를 받았다. 그랬더니 간장이 많이 나쁘다는 진단이었다. 나 자신은 건강하다고 생각하고 있었는데, 검사결과가 나올 때까지 병이란 생각도 안 했고, 술도 안 마시는데 간장이 나쁠 리가 없다는 생각에 '노이로제'가 되어 밤잠도 이루지 못했다. 이런 상태에 있던 가을, 프로폴리스를 알고 먹기 시작했다. 하루에 일곱 방울씩을 먹고 있었는데, 9개월 간 먹었더니, 차차 '컨디션'이 좋아지는 듯 싶었다.

그런데 작년 6월에 다시 컨디션이 좋지 않아 검사를 받았더니, GOT가 88, GPT가 122라는 결과였다. 이 세 자리 수는 그야말로 '쇼크'였다. 지금까지 매일 아침 빠짐없이 프로폴리스를 먹어왔는데, 양이 적었던 것이 원인인가 싶어, 프로폴리스를 소개해 준 친구와 의논했더니, 최근에는 덴시치 인삼이 든 프로폴리스나 '로얄제

꿀벌이 주는 최고의 선물 超藥 프로폴리스

리’가 든 프로폴리스라는 것이 있다고 했다.

그래서 곧 이 두 종류를 주문해서, 아침에는 덴시치 인삼이 든 것을 15방울 정도, 밤에는 로얄제리가 든 것을 전용 스푼으로 여섯 스푼 정도를 각각 한 달에 한 병씩 착실히 먹었다.

그리고 3개월 후에 검사를 받는 날이 왔다. 검사 전날에 활동이 많았기 때문인지, 검사 당일은 피로가 풀리지 않고, 컨디션도 좋지 않았다. 그래서 검사 결과도 틀림없이 나쁠 것이라 어느 정도 각오하고 있었다.

그런데 결과는 GOT 49, GPT 58로 정상치에 가까운 것이었다. 덴시치 인삼이 든 것과 ‘로얄제리’가 든 것을 먹고 좋은 결과가 나온 것을 보니, 틀림없이 나와 궁합이 맞는 것이다. 지금은 감기에 걸려도, 다른 병에 걸려도, 프로폴리스 이외의 것은 먹지 않고 치료하기로 하고 있다. 약국을 경영하고 있기 때문에, 주위에 약은 얼마든지 있지만, 프로폴리스만을 먹고 죽는다면 그래도 좋다는 생각으로 200% 신뢰하면서 프로폴리스에 사로잡혀 있다.

프로폴리스를 말하자

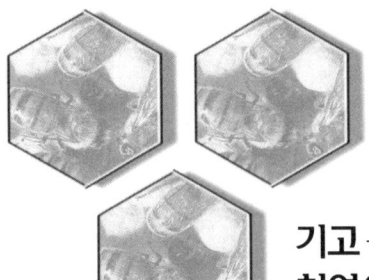

기고 ─ 꿀벌에게 감사하는 건강의 기쁨
천연의 항생물질 프로폴리스

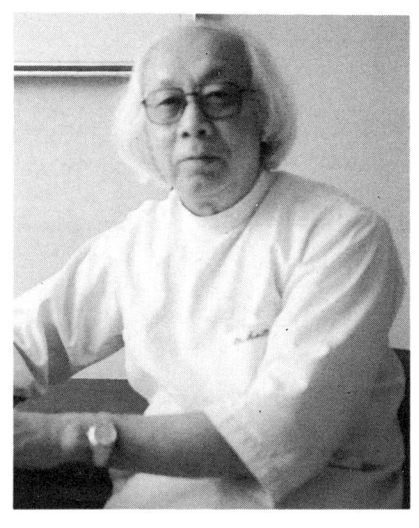

─ 사이토병원 원장 · 사이토 타쿠야

1994년의 일본인의 평균수명은 남자가 76.57세, 여자가 82.98세로, 모두 제2위 이하의 외국들 보다 많은 차이로 세계 1위를 유지하고 있다. 반세기전 제2차 세계대전 후인, 1947년에 남자가 50.06세, 여자 53.96세에 불과했던 것에 비하면, 그동안 일본인의 수명은 실로 30년이나 가까이 연장된 것이 된다. 이 급속한 연장을 유지한 것은 세계적인 의학의 진보와 국민 생활 수준의 향상이다. 내가 의사가 되어, 대학병원에 근무하고 있었던 무렵에는 어머니 눈앞에서 아기가 이질병 등으로 사망하고, 결핵병동에서 젊은 남자가 연이어 사망하는 광경을 매일같이 보았다. 국민의 영양상태와 위생환경이 개선되어, 이런 비참한 상태가 겨우 해소하게 되는 인상을 가진 것은 소화 30년대

꿀벌이 주는 최고의 선물 超藥 프로폴리스

(1950년대 후반)에 들어서부터다.

식생활의 변화와 함께 병의 종류도 변했다. 이전에는 죽는 병이라 했던 질병들이 주로 결핵, 성홍열, 디프테리아 그리고 이질 등이었는데, 최근에는 이런 병으로 사망하는 사람은 거의 없다. 그러나 반대로 과식이 원인인 당뇨병과 통풍, 고지혈증 등의 증가가 문제가 되고 있다.

내가 개업의로서 출발한 것은 1956년이었는데, 그때와 비교하면, 병뿐만이 아니라 증상에 대처하는 약도 많이 변했다. 당시 우리약국에는 약 20종의 약이 있었을 뿐이었는데, 이것으로 충분하였다. 그러나 현재, 약국에는 200~300종의 약이 있다. 이것은 아마 개업의로서는 당연한 혹은 최저한의 양일 것이다. 이와 같이 약품의 폭이 넓어짐과 동시에, 이번에는 약의 해로움이라는 대단히 큰 문제가 생기고 있다.

어느 날 병원에 A라는 노인이 왔다. 얘기를 들어보니 '근처에 이사왔는데, 앞으로 잘 돌봐주기 바란다. 여태까지 다니던 병원에서 주던 약과 같은 것을 주었으면 좋겠다'고 하는 것이었다. 노인의 말을 들으며 관찰했더니, 걸음걸이도 어딘가 이상하고, 짧은 시간에 몇 번이나 같은 말을 되풀이하고 있다. 육체적으로는 가벼운 고혈압이 있을 뿐이었는데, 어쩌면 가벼운 노인성 치매라 하는 것이 나의 진단이었다. 그리고 A노인이 가지고 온 약을 조사해 보니, 혈압약과 안정제가 한 가지씩인 것 외에 뇌대사 촉진제와 뇌혈류를 개선하는 약이 다섯 종류나 처방되어 있었다. 놀란 나는 '잘 알아보겠으니 10일 정도 이 약으로 경과를 보라'고 말하고, 가벼운 혈압약과 안정제, 그리고 프로폴리스의 정제 타입을 주었다.

프로폴리스를 말하자

그런데 1주일 후, A노인이 왔을 때는 첫눈에 벌써 그 전과는 달랐다. 걷는 모양도 단정하고 하는 말도 조리가 있었다. 여태까지의 치료는 무엇이었던가 싶을 정도로 좋아진 것이다. 이것은 현대에서는 어떤 의미에서 약이 오히려 병을 만드는 가능성이 있다는 것을 알리는 예이지만, 동시에 A노인에게 권한 프로폴리스의 효과도 무시할 수 없다고 생각한다.

내가 프로폴리스를 처음 준 환자는 '아토피성 피부염'을 앓고 있는 중학교 3학년의 남학생 B이었다. 그의 증상은 상당히 무거워, 무릎 양쪽의 피부가 벗겨지고 전체가 헐어, 뼈와 골맥이 보이는 정도의 나쁜 상태가 되어 있었다. 어떻게 이것을 고칠까 ―부신피질 호르몬제를 써볼까, 또는 다른 연고를 써볼까 생각하고 있을 때, 문득 머리에 떠오른 것이 프로폴리스였다. B학생은 보통의 치료만을 하더라도 치료에 많은 노력이 필요한 상태였기 때문에, 나는 그에게 '시험해 주겠냐'고 물어보았다. 그랬더니 흔쾌히 '네'라는 대답을 했다. 나는 환부에 프로폴리스와 호오스 마크 크림을 섞은 것을 '거즈'에 묻혀서 바르고, 프로폴리스 정제와 '프레드닌'을 함께 사용하도록 했다.

그랬더니 그처럼 나쁜 상태였던 환부가 2주일이 지나자, 예쁘게 피부가 살아났다. 의사인 나로서도 눈을 돌릴 정도였던 증상의 치료에 밝은 징조가 나타난 B학생은 그 후도 이 치료를 계속하여, 완치에 이르렀다.

이때 '프로폴리스에는 무언가가 있다'고 생각되었다. 그리고 여러 증상이 있는 분들이 프로폴리스를 사용해 주었으면 하는 생각을 하게 되었다. 당시, 각기 다른 병을 가진 환자에게 프로폴리스를 권

꿀벌이 주는 최고의 선물 超藥 프로폴리스

하는 나에게 다른 병원에 근무하는 장남의 말이 인상적이다.

"지금의 의학에서는 통하지 않으며, 아버지 이름이 손상될 수 있으니, 이상한 것을 사용하지 않는 것이 좋다."고 했다. 그러나 다음에 프로폴리스에 대한 아들의 견해가 바뀌는 일이 생겼다. 아들이 우리 병원 일을 돕기 위해 와 있던 날, 과거 15년이나 부신피질 호르몬을 먹고 있다는 C씨가 찾아왔다. C씨는 이 약을 먹지 않으면, 한 달에 한 번 정도 심한 두드러기가 생겨 가렵고, 천식이 일어나던가, 부정맥이 된다고 하며, 특히 계절이 바뀔 때는 견디기 어려운 상태가 된다고 말했다. 나는 대단히 좋지 않은 상태라고 보았다. '스테로이드'제를 그 만큼 오랫동안 먹었다면, 앞으로 10년이면 오래 사는 편이라 생각했다. '어떻게 해서라도 도와주고 싶다', '도와주어야 한다'는 마음으로, C 씨에게 우선 부신피질호르몬 복용을 중지할 것, 그리고는 프로폴리스를 먹고, 하여튼 한 달은 참고 버티어 보라고 지도했다. 이때 사용한 것이 덴시치 인삼 함유의 프로폴리스였다. 그로부터 1개월 간 C 씨는 두 번쯤, 두드러기와 천식 발작을 일으켰다. 그러나 이것을 넘기면, 다음 때는 훨씬 상태가 좋아지는 것이다.

치료를 계속함으로써 C 씨는 부신피질 호르몬을 전혀 먹지 않아도 추울 때나, 더울 때도 두드러기, 천식 발작이 일어나지 않는 데까지 회복했다. 이렇게 되었을 무렵, 장남이 진찰하는 날, C 씨가 병원에 왔다. 그를 본 장남은 "정말 부신피질 호르몬을 먹지 않아도 나았군요."라고 했다.

역시 놀라며 프로폴리스의 효과를 인정하는 아들 앞에 나는 "어때!" 하는 기분이 되었다. 아들의 의식개혁에 한 몫을 한 C 씨는 그

프로폴리스를 말하자

후에도 순조롭게 회복되어, 현재는 체력도 좋아져 완전히 건강한 몸이 되었다. 프로폴리스를 모르고 있었을 때는 '골프'를 1라운드 돌면, 1주일 동안 몸이 회복되지 않는다고 했는데, 현재는 하루 간격으로 돌아도 아무렇지도 않다고 한다. 이전에는 일을 해도 몸이 나른해서 열중하지 못했다고 했는데, 최근에는 정력적으로 일을 하고 있는 모양이다.

그 후 장남은 완전히 프로폴리스에 흥미를 가진 모양으로, 나한테 "C형 간염에도 매우 좋은 결과가 나오는군요."라고 했다. C형 간염 치료법으로서는 현재 '인터페론' 투여가 중심이 되어 있다. 그러나 '인터페론' 사용에는 그 다음날에 39~40도의 고열이 나던가, 머리카락이 빠지는 부작용이 있다. 그런데 같은 C형 간염환자가 프로폴리스를 계속 먹고 있으며, GOT와 GPT, '궁켈', '티모오르'(모두 간 기능 상태를 알기 위한 혈액검사 항목) 등의 검사 결과가 매우 좋아진다. 이러한 프로폴리스 효과에 대해서 아들의 의견을 물었더니, "프로폴리스를 먹으면 몸 안에서 '인터페론'을 만드는 작용이 강화되는 것이 아닐까 싶다. 부신피질의 작용을 돕는 것으로 면역력이 강화되며, C형 간염에도 좋은 결과가 나오는 것 같다."는 대답이었다.

어느 날, 간장암이 진행되어, 폐에 전이한 선배가 하루종일 기침이 멎지 않아 고생하고 있다는 얘기를 아들로부터 들었다. 그리고 아들이 "아버님 한 병 주세요."하며 프로폴리스를 가져갔다. 조금이라도 고통이 덜어졌으면 하여 선배에게 주려고 한 것이란다. 그랬더니 프로폴리스를 먹은 지 2일 후부터 지금까지 여러 가지 약을 사용해도 멎지 않았던 기침이 전혀 나지 않았다는 것이다.

"아버님, 이상한데요. 역시 효과가 있어요."라고 아들이 보고하러

꿀벌이 주는 최고의 선물 超藥 프로폴리스

왔다. 현 시점에서 프로폴리스를 먹기 시작해서 약 3개월이니까, 전이한 폐암, 또는 처음 생긴 간장암의 원균이 있는 곳에 어떤 변화가 나타났다는 말은 듣지 못했지만, 적어도 고통스러운 기침이 없어졌다는 하나의 증상이 개선된 것으로서, 프로폴리스의 대단히 높은 효과가 증명되었다고 말할 수 있겠다.

내가 프로폴리스를 권하는 환자는 "선생님, 무슨 방법이 없을까요." 하면서 찾아오는 사람들 뿐이다.

"발이 아픈데……", "두드러기가 나는데……", "어쩐지 몸의 컨디션이 안 좋은데……"라며, 무슨 방법이 없는가 하는 것이다.

오랫동안 고통을 받으며 병원에도 다녔고, 약도 계속해서 먹고 있다. 그러나 그 만큼 손을 써도 효과가 없고 무엇을 해도 좋아지지 않는다. 이런 어떻게 할 수 없는 증상을 안고 있는 사람들이야말로 특별히 프로폴리스가 필요하다고 생각된다. 나는 이런 환자에게 프로폴리스를 단독으로 이용하게 하던가, 지금까지 복용해 온 약과 병용하도록 하고 있다. 이렇게 해서 프로폴리스는 이런 사람들에게 대단히 좋은 효과를 발휘해 주고 있다.

노인성의 폐렴치료를 위해서 다른 병원에 입원하고 있던 80세대의 D 씨는 퇴원 후, 좀처럼 기침이 멎지않고, 최근에는 2층까지 올라가기만 해도 힘이 빠져 버리는데, '어떻게 할 수 없을까' 하여 병원에 왔다. 진찰을 하니 호흡상태도, 폐도 확실히 악화되어 있었다. 보통이 아니어서, 즉시 D 씨에게도 덴시치 인삼이 함유된 프로폴리스를 먹게 했다. 그리고 이 것 외에 영양제 주사만을 처방하는 치료를 1개월 간 계속한 결과, 기침이 나지 않고, 계단을 오르내려도 아무렇지도 않게 되었다. D 씨의 경우 항생물질과 같은 일반적으로 사용되는 약을 쓰면 점점 폐의 상태가 나빠질 뿐이고, 20미터쯤만 걸어도 움직일 수 없게 되는 상태가 되었던 모양이다. 이것이 현재는 매일 언덕길을 힘차게 걷고 있다. 안색도 완전히 좋아졌다.

D 씨와 같은 회복기 환자를 돕는 데는 프로폴리스의 효과가 크다고 생각된다. 자궁암수술 후 약 20년이 경과한 60세의 부인 E 씨는 식욕부진이 수술의 후유증이 아닌가하여 병원에 왔다. E 씨에게는 로얄제리가 든 프로폴리스를 권했더니, 머리도 빠지지 않게 되고, 식욕도 있어 음식이 맛있어졌다고 기뻐했다.

이 밖에 내가 볼 수 있었던 프로폴리스의 효과는 습진과 회복기에 있는 노인의 폐렴, 신장 질환 등 범위가 넓고, 더욱이 이런 환자가 빨리 회복되는 데 놀라지 않을 수 없다.

네 살 난 F 아기는 거의 3일 만이면 발작을 일으키는 천식의 무거운 증상으로 고생하며, 항상 흡입기를 사용하고, 부신피질 호르몬을 먹고 있었다. 이 F아기도 프로폴리스를 먹기 시작한 후는 발작이 일어나지 않게 되었다.

75세의 여성 G 씨는 양쪽 발등에 습진이 생겨 붓고, 헐어서 최악의 상태였다. 그래서 프로폴리스 액을 하루 한 번씩 환부에 발랐더니, 2개월 정도 후에는 깨끗한 상태가 되었다. 앞서 말한 아토피성 피부염의 A학생의 경우에도 그랬지만, 이렇게 헐어버린 습진에는 프로폴리스의 효과가 대단히 크다고 본다.

내 친구로서 약국을 경영하는 H 군은 신장병에 걸려 10년이나 투석을 계속하고 있다. 그리고 투석이 끝날 무렵에는 혈압이 떨어지고, 전신이 나른해지며, 고통스럽다고 했다. 그 H 군도 프로폴리스를 먹기 시작하였더니 투석종반의 혈압저하가 없어지고, 투석이 편해졌다고 기뻐하고 있다.

단, 내 경험으로서 같은 병에 대해서 프로폴리스를 사용한 경우에도 좋은 결과가 나오기도 하고, 안나오기도 하는 경우가 있다. 예를 들면, 나의 골프 숙적인 I 씨는 입술에 대상포진이 생겨 약 1주일 후 진찰을 받으러 왔는데, 그 때는 머리에 많은 발진이 생겨 있었고, 목 부분에는 임파선이 세 곳이나 메추리알 만큼 부운 상태였다. 나는 즉시 치료약의 주사와 동시에 프로폴리스를 먹게 했다. 그랬더니 2일 후에는 부었던 임파선이 깨끗이 가라앉아, 프로폴리스가 대단히 유효했다고 생각했다. 그런데 다른 J 씨의 경우에는 같은 머리부분의 대상포진(단, J 씨의 경우는 증상이 눈에 와서 시력, 시야의 이상과 눈의 통증이 있다는 것이 문제였다)이어서, I 씨와 같은 치료를 하고, 또한 같이 프로폴리스도 먹게 했지만 별 효과를 볼 수 없었다. 이것은 J 씨의 경우 발병에서 병원에 올 때까지 즉, 치료와 프로폴리스를 먹게 시작하기까지의 시간이 약 1개월 걸렸던 것이 원인이 아닌가 싶다. 즉, 대상포진의 경우에는 극히 초기에 또는 급성기일 때에 주사와 프로폴리스를 병용하는 것이 좋은 결과를 얻는다는 것이다. 결국 프로폴리스를 사용하는 경우에는 먹는 시기와 먹는 방법 등에 주의함으로써, 더욱 높은 효과를 얻게 된다는 것이다.

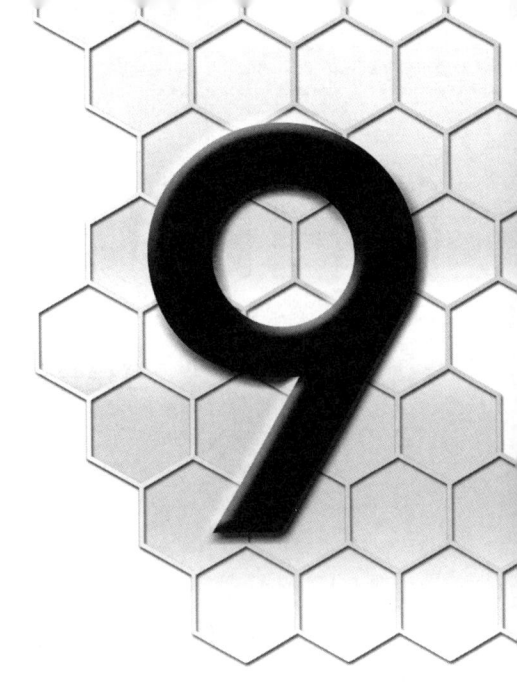

9

프로폴리스를 주의 깊게 보자

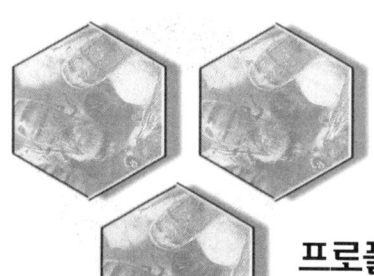

프로폴리스를 둘러싼 세 가지 움직임

현재의 프로폴리스를 둘러싼 움직임은 크게 나누어 세 줄기의 흐름이 있다고 본다. 우선 첫째는 프로폴리스의 작용의 "메카니즘"을 분석하는 연구자와, 그 결과에 기초하여, 의약품으로의 개발을 기도하는 "메이커"의 움직임이 있다. 이들이 목표로 하는 연구의 방향성은 프로폴리스로부터 어떤 증상에 효과가 높은 유효성분을 단독으로 뽑아내어, 이것을 화학적으로 합성한 후, 값싸게 대량생산하여 의약품으로 판매하려는 것이다.

둘째는 프로폴리스를 첨가한 건강식품을 제조, 판매하려는 "메이커"의 움직임이다. 이런 회사는 프로폴리스에는 "후라보노이드"를 비롯한 "비타민"과 "미네랄"과 같은 성분이 포함되어 있으므로, 프로폴리스가 만든 식품과 음료를 먹던가, 마시던가 하면 건강증진에 도움이 된다는 "이미지"로 상품을 판매하려 하고 있다.

그리고 셋째는 프로폴리스를 먹으며 병을 극복했다던가, 건강을 유지하고 있다는 경험에 기초하여, 프로폴리스 본래의 작용을 발휘하는 제품을 제공하겠다는 "메이커"의 움직임이다. 이러한 움직임은 자칫 잘못하면 「믿는 자는 구원된다」는 마치 종교와 같은 활동에 빠질 가능성도 있다. 사실, 자기들의 제품에 대한 과신에서, 경험담을 냉철히 분석하고, 그 결과를 상품에 반영시키는 노력을 게을리 하여, 제품을 보다 좋은 것으로 진화시키는 기회를 놓치고 있는 "메이커"도 있다.

그러나 프로폴리스를 정면으로 연구하고, 효과를 얻을 수 있는 확률이 가장 좋은 제품을 제공하고, 이용자의 기대에 보답하는 가능성을 가진 것이 이 세 번째 길을 걷는 "메이커"라고 할 수 있다.

프로폴리스를 주의 깊게 보자

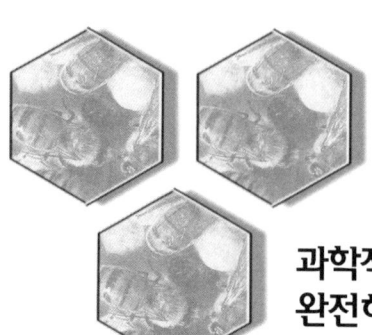

과학적 연구로는 프로폴리스를
완전히 살리지 못한다

　최첨단 과학이 플로폴리스의 성분을 분석하고, 여기에 포함된 수 개의 약효성분을 해명하고, 단독으로 뽑아내는 데 성공했다. 더욱이 이 중의 몇 개는 물질로의 구조가 결정되고, 과학적으로 합성하는 것도 가능한 동시에, 그 효과가 실험에 의하여 확인까지 되었다. 이런 방법은 서양의학에서 사용되는 신약이 개발되는 과정과 똑같은 것이라고 할 수 있겠다. 이대로라면, 앞으로의 화학 합성한 단일체의 물질과 또는 다른 자연물에서 빌려온 같은 물질 중에서 「프로폴리스의 약품」이 개발되어 제품화 된다는 흐름이 될 것이다.

　이러한 서양 의학적인 개발이 가능하려면, 예를 들어 버드나무에서 발견된 "아세틸사리틸"이라는 성분을 기본으로 "아스피린"이 개발 제품화 되었을 때와 같이 강력한 약리 작용을 가지는 물질이 발견되는 것이 대전제가 된다. 그러나 현재까지의 연구에서는 프로폴리스에서는 "아스피린"의 아세틸사리틸과 같은 성분이 발견되지 못했다. 아마도 프로폴리스에는 여러 가지 작용의 중심 성분이라고 부를 수 있는 것이 존재하지 않는다는 것일지 모른다. 실제로 보고된 프로폴리스의 성분 중에서는 특히 대량으로 함유되어 있는 특이적인 주성분은 찾아볼 수 없다. 다시 말해서 프로폴리스의 효과는 하

꿀벌이 주는 최고의 선물 超藥 프로폴리스

나의 성분에 의한 것이 아니라는 것이다. 즉, 프로폴리스의 작용은 "후라보노이드"나 많은 미량원소는 물론, 현재의 분석기술로는 검출할 수 없는 아주 소량이 함유된 성분, 어쩌면 화학적으로는 무시해도 무방한 흔적에 가까운 미량의 성분까지를 함유한 모든 것이 상승적으로 작용하는 것에 의한 것이 아닌가 생각된다. 또한 이 때문에 여러 가지 난치병을 이기는 굉장한 작용을 가지면서도 부작용이 없는 프로폴리스의 특징이 나타나게 되는 것이 아닌가 싶다. 자연 속에서 자란 성분전체의 조화가 있음으로 해서 이런 뛰어난 특성이 있다고 생각한다. 이야말로 진정「천연의 항생물질」로 불리는 프로폴리스의 신수(神髓)라고 하겠다.

실제로 어느 연구자는 프로폴리스의 경우는 성분을 잘게 분석하여 분리하면 할수록, 생리활성은 저하한다고 했다. 그리고 여기에서 뽑아낸 단독의 순수한 물질은 유해한 것이 될 가능성도 있다고 경종을 울리고 있다. 따라서 현대 과학에 의한 프로폴리스 연구를 통해 천연의 프로폴리스를 능가하는 의약품이 개발될 수 있을까 하는 것은 솔직히 말해서 의문이다.

항암활성을 인정받고 있는 물질도 몇가지 있지만, 그 물질이 단독으로 나타내는 작용은 프로폴리스가 총체로서 나타내는 것에 비해, 훨씬 못 미치는 것이다. 프로폴리스에는 확실히 살암활성을 갖는 물질이 함유되어 있는 모양이다. 프로폴리스에는 이밖에도 염증을 억제하고, 혈액을 정화하고 세포를 활성화하고, 식욕을 증진시키는 성분도 함유되어 있다. 이러한 많은 성분의 작용이 간접적으로 환자의 체력과 저항력을 강화하고, 암세포를 물리치는 강력한 효과를 가져온다고 생각된다.

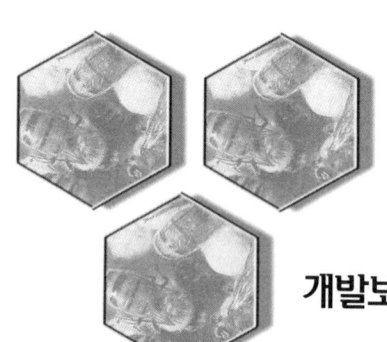

개발보다 새로운 프로폴리스의 발견을

　혹시, 하나로 분리된 성분을 대량으로, 그리고 고농도로 이용한다면 프로폴리스 이상의 효과가 날지도 모른다. 그러나 이런 방법을 사용하는 경우 화학약품의 숙명이라고도 할 수 있는 부작용이 나타나는 것을 각오해야 할 것이다. 화학 합성된 성분에는 프로폴리스에 '밸런스' 있게 함유되어 있던 부작용을 억제하는 성분은 물론 함유되어 있지 않다. 실험실 '유리접시' 위에서는 그 화학 합성된 물질이 틀림없이 암세포를 사멸시키는 유효한 효과를 보일지 모르겠지만, 그것이 우리 인간 몸 속에 들어왔을 때 어떤 작용을 하고, 또한 부작용이 있는지를 전혀 모르는 것이다.

　이러한 연구상황을 들을 때마다 내 머리에는 우스운 얘기가 떠오른다. 그것은 맹인 몇 명이 인도에 가서 코끼리와 만났을 때의 얘기다. 한 사람은 코끼리 꼬리를 만지고, 코끼리란 노끈 같은 것이라 느끼고, 한사람은 코끼리 다리를 만지고, 코끼리는 북 같은 것이라 생각하고, 또 한사람은 몸통을 만지고, 코끼리는 담장 같은 것이라 생각했다. 그러나 나중에 셋이서 얘기를 하니, 코끼리는 끈과 같고, 북과 같고, 담장 같은 것이란 기묘한 동물로 되어버린다는 얘기다. 이 얘기의 무서운 것은 실제로는 한 사람도 코끼리 최대의 특징인 코가

길다는 것을 모르며, 더욱이 전체 모습을 이해 못하고 있다는 것이다.

이 얘기와 같은 일이 프로폴리스 연구에서 일어나지 않을까 생각하면 무서워진다. 몇 만 분의 일의 양뿐인 성분을 마치 주성분인 듯이 취급하는 프로폴리스 연구의 현상은 진정 앞에서의 맹인들의 예와 같이 희극적으로 될 수도 있다. 프로폴리스의 전체 상을 보려고 하지 않고 있는 것처럼, 그 최대의 특징을 못 보게 되는 것은 아닐까 한다.

물론 프로폴리스에 대해서는 어떻게 해서 효과를 발휘하게 되는가하는 "메카니즘"을 해명하는 연구가 무의미하다고 하는 것은 아니다. 이러한 연구보고는 프로폴리스 효과의 설득력 있는 설명이 되며, 그것은 프로폴리스를 많은 사람이 이용하기 위한 믿을 만한 자료로서도 절대로 필요한 것이다. 또한 미래에 프로폴리스의 미량성분을 함유하는 모든 것이 백일하에 드러나고, 여기서 좋은 의약품이 생겨날 가능성까지 부정해서는 안 된다.

다만 나는 '단념' 해 버릴 것을 걱정하고 있다. 예를 들면 프로폴리스에서 항암성을 가진 물질이 발견되었다는 정보 하에 그 물질의 함유량만을 늘린 듯한 부자연스러운 프로폴리스 제품이 등장하지 않을까 하는 것이다. 이런 경향은 가령 현재의 '드링크' 제 시장에서도 빈번히 보게 된다. A사가 '드링크' 제에 '비타민 C'를 100mg 배합했다는 것이 화제가 되면, B사는 200mg 배합의 상품을 낸다. 다시 C사에서는 비타민 C 200mg에 비타민 E를 배합한다는 성분 경쟁이 계속 상승하는 상황은 결코 바람직한 것이라고는 할 수 없다.

이와 같은 것이 프로폴리스 제품에 일어나면 차례로 신제품이 발

프로폴리스를 주의 깊게 보자

매될 때마다, 그것들은 프로폴리스 본래의 모습에서 멀리 떨어진 이상한 것으로 될 것이다. 더욱이 이러한 경쟁의 근거로 되어 있는 연구조차 실제로는 탁상 공론의 범위를 벗어나지 못하는 것이다. 탁상 공론에는 언제 부정될지 모르는 위험이 따른다. 이런 불안을 안고 있는 이론에 의한 경쟁에 말려든다면, 믿고 있던 이론이 부정되었을 때 피해를 입는 것은 다름 아닌 우리들 사용자이다.

이러한 실험실 내에서 전개되는 연구에 비해 실제로 사용자들 자신의 효과를 말해주는 체험담에는 신뢰할 만한 진실이 있는 듯 싶다. 이중에는 과장된 얘기를 소개한 기사나 책자도 있다. 그러나 이 책에 수록된 체험담에서는 이런 과대 광고적인 얘기는 배제하도록 배려했다.

프로폴리스를 취급하는 "메이커"들은 이러한 체험담에서 보인 결과의 축적들 중에 가장 좋은 제품을 만들어내는 실마리가 있다는 것을 인식해 주었으면 한다. 이것은 프로폴리스 제품이 최초로 개발되었을 때부터 취해진 원점이라고도 할 수 있는 방법이다. 프로폴리스는 위대한 효력을 가지는 자연의 산물이며, 천연 그대로 이미 완성된 물질이다. 따라서 다른 의약품과 건강식품의 연구 개발에서 얻은 지식과 경험이 전혀 들어맞지 않는 것은 당연한 것이다.

이런 위대한 자연선물을 겨우 100년의 역사밖에 갖지 못하는 인류의 과학이 적은 지식과 경험에 기초하여 조작하고, 별개의 것으로 바꾸어 만들려 하는 것은 자연에 대한 모독인 것 같다. 프로폴리스 제품을 만들고자 한다면, 항상 그 원점으로 돌아가 프로폴리스를 순수한 마음으로 바라보도록 해주기 바란다는 것이다.

프로폴리스의 연구는 자연 속에 이미 존재하는 여러 제품이 가지

꿀벌이 주는 최고의 선물 超藥 프로폴리스

는 프로폴리스의 효과를 제각기 검증하고, 이중에서 인간에게 가장 유용한 프로폴리스를 발견하기 위한 것이 되면 좋을 것이다.

프로폴리스 연구에 개발은 필요 없다. 필요한 것은 발견이다.

극단적으로 말한다면, 이를 위해 꿀벌이 프로폴리스를 어떻게 사용하고 있는가를 배우는 것부터 시작했으면 한다. 프로폴리스는 꿀벌이 둥우리 상자 안에서 사용하고 있는 상태가 최고의 상태, 최고의 품질인 것이다.

인간이 손을 댐으로써 그 이하가 될지언정, 그 이상의 품질로는 될 수 없다는 것을 마음 속 깊이 새겨주기 바란다. 그리고 우리들 사용자가 바라는 것은 이 꿀벌이 이용하고 있는 100퍼센트의 효과에 될 수 있는 대로 가까운 것을 제공해 주는 것 뿐이다.

프로폴리스를 주의 깊게 보자

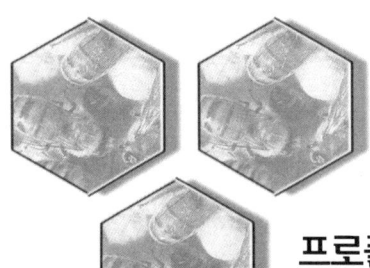

프로폴리스에 숨겨진 미지의 메카니즘

프로폴리스에는 어떤 효과가 있는가

사실 이런 질문을 받으면 대답하기가 참 어렵다. 프로폴리스의 효과는 간단히 설명하기 어려운 것이다. 차라리 맥락이 없는 것이 특징이라고도 할 수 있다. 극단적으로 말한다면 프로폴리스는 어떤 사람에게는 높은 혈압을 낮추는 작용을 하며, 어떤 사람에게는 낮은 혈압을 올리는 작용을 한다. 또는 갑상선이 폭주하여, 호르몬이 과잉 분비되는 것이 원인으로 생각되는 '바세도씨병'의 증상이 개선되었다는 체험 예도 있으며, 반대로 갑상선을 활성화하고, 호르몬 분비를 촉진시켜 병을 개선한 예도 있다.

이와 같이 프로폴리스의 효과는 때로는 모순을 나타낸다. 이것은 목표를 정하고 특정의 작용 효과를 발휘하는 서양 의학적인 의약품과는 명백히 틀리는 부분이다. 흔히 프로폴리스의 효과는 면역기능의 정상화, 생리 활성의 강화라고 하고 있지만, 이것들도 결국은 프로폴리스를 먹는 사람들에게서 이러한 변화를 관찰하고 정리한 결과를 말하는 것에 불과하다.

그러면 프로폴리스의 효과란 무엇인가. 한마디로 표현한다면 나는 '원형의 유지, 수복효과'라는 말을 쓰겠다. 프로폴리스의 작용이란, 당초 생물 몸에 갖추어져 있어야 할 모습을 유지하도록 하는 것이 아닌가 싶다. 벌이 4,200만 년이라는 오랜 기간 변함 없이 계속 살아올 수 있었다는 것은 이런 효과에 의한 것이라 생각한다.

물론 이 사고방식은 현재의 과학의 연장선상에서는 이해할 수 없는 것이며, 인지된 것이 아니다. 그러나 너무나도 폭넓은, 그리고 때로는 상반되는 결과를 갖고 오는 프로폴리스의 작용이 서양의 과학적으로, 또는 약학적, 화학적으로 해명된다고 한다면 여기에는 방대한 수의 작용 "메카니즘"이 존재하기 마련이다. 그리고 만약 프로폴리스의 효과가 현재의 서양 의학적 "메카니즘"에 의하여 생겨나는 것이라면, 이를 담당하는 성분이 훨씬 이전에 발견되었어야 할 것이다.

그러나 현실은 그렇지 않다. 즉, 프로폴리스의 작용 "메카니즘"은 현대과학의 범위 밖에 있다고 생각하는 편이 오히려 납득하기 쉽다. 과거 암의 특효약으로 화제가 된 마루야마 왁신은 결국 의학, 약학계의 이해를 얻지 못하고, 현재도 유상(有償)의 치료시험 약으로 공급되는데 불과하다.

그러나 마루야마 왁신에 의하여 목숨을 건진 사람이 있다고 하니 여기에는 당시 의학, 약학의 상식으로는 이해할 수 없는 "메카니즘"이 존재했다고 할 수 있다.

현재는 이 마루야마 왁신의 작용 메카니즘은 인터페론을 비롯하여 BRM와 마찬가지인 면역요법적인 것이 아닌가하는 것을 알게되었다. 즉, 마루야마 왁신의 작용은 과거의 과학으로서는 미지의 메카니즘에 의한 것이 되었기 때문에 인정받지 못했었지만, 과학이 진보되어 한층 진실에 가까워진 결과, 그 존재가 인정 되었다는 것이다.

프로폴리스를 주의 깊게 보자

따라서 프로폴리스의 작용 메카니즘이 현대 과학이 이해할 수 있는 범위 밖에 있을 가능성도 충분히 있다고 하겠다.

나는 여기에 생물의 몸 속에는 정상적인 기능과 형태를 되찾게 하는 어떤 미지의 메카니즘이 존재하지 않는가 생각한다. 예를 들면 프로폴리스의 항암작용 실태는 면역기능의 정상화라고도 하며, 확실히 마크로퍼지와 백혈구 등의 면역기능을 다루는 세포가 증가하던가, 활성화되는 모양을 관찰할 수 있다고 한다. 그러나 이런 것은 오히려 근본적인 부분에서 일어나고 있던 이상 현상이 프로폴리스에 의해서 수정된 결과가 아닌가 싶다.

암세포는 정상세포의 유전자에 상처가 생기는 것이 원인이다. 그리고 사람의 몸은 담배 한 개비를 피우면, 이런 유전자의 상처에 의한 싹이 3,000개나 발생한다고 한다. 이렇게 빈번히 생기는 암의 싹이 왜 병소(病所=병원균이 있는 곳)로 퍼지지 않는가 하면, 건강한 몸에서는 면역기능이 작용해서 이러한 이상세포의 증식을 미연에 억제하기 때문이다.

암이 병으로 발생하는 것은 이러한 암의 싹이 과중하게 생기던가, 혹은 면역기능이 부전(不全)을 일으켜서, 이상한 세포의 싹을 억누르지 못하게 되었을 때이다. 프로폴리스에는 이러한 본래의 건강한 몸에서는 일어날 수 없는 상태를 허용한 몸의 지휘 계통을 재구축하고, 정상화하는 작용이 있다고 생각한다.

여러가지 연구에서도 밝혀졌듯이 프로폴리스 성분에서 암세포를 직접 공격하는 작용이 전혀 없는 것이 아니다. 그러나 그것이 프로폴리스의 주요작용이며, 성분이라고는 말할 수 없다. 다시 말해서 프로폴리스는 단순히 몸에 침입한 독을 중화하거나, 이물질을 몰아내는 것이 아니라, 그러한 작용이 가능하도록 몸의 체제를 만든다. 체내의 "벨런스"가 잡히지 않는 즉, 암세포를 몰아내는 작용이 둔해진 상태를 정상상태로 되돌리는 것이 프로폴리스의 작용이라고 할 수 있다. 이런 작용을 하는 프로폴리스이기 때문에, 여러 가지 병의 다종 다양한 원인에 영향을 미치며, 폭넓게 효과를 나타낼 수 있는 것이 아닌가 싶다.

프로폴리스를 주의 깊게 보자

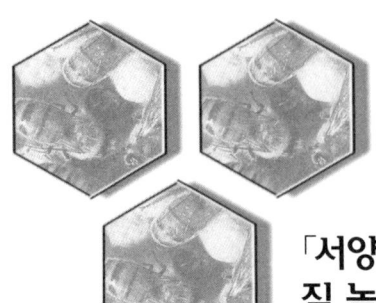

「서양의 한방」 프로폴리스로
질 높은 건강을

프로폴리스가 할 수 있는 것은 최종적으로는 자기 본래의 모습으로 되돌린다는 것이다. 주의해야 할 것은, 이것은 원래의 체력과 면역력, 자연 치유력 등을 강화해 준다고 하는 것과는 약간 느낌이 다르다는 것이다.

프로폴리스를 먹었다 해서, 그 사람 본래의 모습 이상의 것이 된다는 일은 없다. 예를 들면 우리들의 몸에 성 호르몬과 스테로이드 호르몬을 투여하면 본래 있어야 할 것 이상의 (그리고 부자연한) 힘을 얻는 경우도 있다. 그러나 프로폴리스를 먹기만 하면 체력이 좋아진다던가, 마라톤으로 단련된 듯이 심폐기능이 좋아지고, '스테미너'가 생기는 효과를 기대할 수는 없다. 프로폴리스를 먹었다고 해서 그 사람이 원래 가지고 있는 이상의 체력, 능력이 갖추어지는 일은 없다.

또한 프로폴리스는 많은 양을 먹었다고 해서, 유효한 영양원이 되지 않는다는 점이 다른 건강식품과 많이 다르다는 것이다. 소위 건강식품은 우리들의 몸에 부족한 영양분을 보충함으로써, 건강을 증진하려는 사상에서 생긴 것이 태반을 차지하고 있다. 이 사고방식은 마치 비어있는 장소에 꼭 맞는 부품을 찾아 메우는 '퍼즐'과 같은

꿀벌이 주는 최고의 선물 超藥 프로폴리스

것이라고 할 수 있겠다. 그러나 이러한 사고방식에는 한계가 있는 것임을 이미 알고 있다. 왜냐하면 예를 들어 "칼슘"이 부족한 사람이 아무리 대량의 칼슘제를 먹는다해도, 그것은 사람 몸에 흡수되지 못하고, 쓸데없는 것으로 배설될 뿐이다.

그러나 프로폴리스를 먹으면, 이러한 칼슘부족도 해소된다. 이것은 물론 프로폴리스의 성분으로 칼슘이 함유되어 있기 때문이 아니다. 프로폴리스를 먹음으로 인하여, 본래 있었던 칼슘을 흡수하는 힘이 회복되고, 가령 지금까지와 같은 식생활을 해도 그 속에서 필요한 칼슘분을 유효하게 흡수할 수 있게 되는 것이다.

프로폴리스에는 철분, 비타민 C 등의 성분도 함유되어 있지만, 프로폴리스를 먹었다고 해서 이 철분이 그대로 혈액제조에 사용되어, 빈혈이 해소되는 것은 아니다. 또한 프로폴리스에 있는 비타민 C가 직접적으로 세포벽(壁)을 강화하고, 여러 혈관의 병소를 치유하는 것도 아니다. 프로폴리스는 철분과 비타민 C를 유효하게 흡수하는 시스템을 깨우치게 하여, 그것들을 활용하는 체제 만들기 담당자로 활동하고 있다고 할 수 있겠다.

사람의 몸은 정녕 '신이 만드셨다'고 밖에 할 수 없을 만큼 복잡한 시스템과 이들의 조화로 이루어지고 있다. 그리고 여기에 어떤 독소가 침입하거나, 조화에 이상이 생겼을 때, 사람은 병에 걸린다. 서양 의학이란 의약품을 투여해서 그 독소를 중화하던가, 또는 이상이 생긴 부분을 제거하여, 이상이 다른 부분으로 파급되지 않도록 하는 방법이라고 할 수 있다. 그러나 어떤 의미에서는 이렇게 무리한 방법을 계속하여 되풀이하고 있으면, 표면적으로는 건강을 유지하고 있는 듯 보이지만, 실제로는 인간이 원래 가지고 있던 진정한

프로폴리스를 주의 깊게 보자

건강조화는 잃어버리는 것이 아닌가 싶다.

예를 들면 철사를 구부렸다, 폈다 하는 것을 상상해 보자. 한번 구부린 것은 완벽하게 같은 상태로 되돌아 오지 않는다. 아무리 힘껏 펴보아도 실제로는 흔적이 남을 것이며, 혹은 억지로 폈을 때의 흔적이 남을지 모른다. 그리고 구부렸다, 폈다 하는 것을 몇 번이고 되풀이하는 동안에, 철사는 금속피로를 일으켜 꺾여져 버린다.

인간의 몸은 주위에서 일어나는 여러 가지 환경변화에 반응하며, 병에 걸리거나 회복된다. 서양 의학적인 방법은 구부러진 철사를 펴는 것과 같이 우리들의 몸에 일어난 이상을 수정하는 것이라 할 수 있다. 그런 대응이 축적되고, 그때마다 이상이 누적되면, 철사에 생기는 일이 우리 몸에 일어나지 않는다고 말할 수 없다.

"병을 고치는 것보다 환자를 고친다"는 것이 요구되는 시대라고 한다. 암이라는 병을 내쫓고 목숨을 건졌으니, 그 치료법과 사용한 약의 부작용이 원인이 되어, 나쁜 상태가 몸에 남아 있어도 할 수 없다고 용인할 분은 아마 없을 것이다.

병에 걸린 사람이나 단순히 체력이나, 컨디션이 나빠진 것을 느끼는 사람 모두 건강을 되찾고 싶어 한다. 활력이 넘치던 때의 자기로 되돌아가고자 원할 것이다. 프로폴리스는 이러한 희망에 대답하기 위해서 존재하고 있다.

나는 프로폴리스란 "서양의 한방"이라고 생각한다. 동양의학에서 사용되는 한방약은 오랜 역사 속에서 계속 사용되고, 그 경험을 축적해 나가는 속에서 경험적으로 효과가 확인되고 있지만, 그것은 단순히 효과 있는 한방약을 조사한 결과, 그 속에서 유효한 물질이 발견되었다는 것에 불과하다. 여기에 대해서 서양의학의 의약품은 우선 약리효과를 실현하는 약으로 설계되는 것이다.

　이렇게 생각해 보면 프로폴리스는 극히 한방약적인 사용방법을 해 온 것이라 말할 수 있다. 현재의 프로폴리스 활용법의 배경에는 방대한 체험의 축적이 있다. 사용방법 뿐만이 아니라, 온몸의 상태를 개선하여 본래의 자연 치유력을 찾는 것으로써, 병을 고치는 프로폴리스의 작용, 효과도 역시 한방약에 가까운 성질을 가지고 있다.

　유럽 등에서 옛날부터 사용해 온 역사가 있으며, 옛사람들의 많은 경험과 지혜가 축적된 프로폴리스는 과연 서양의 한방이라 불릴 만한 것이다.

　단순히 병을 고칠 뿐만 아니라, 우리들의 건강수준을 한층 더 높이는 프로폴리스는 인간이 살아가는 데 앞으로 크게 주목하게 될 「퀄리티 오브 헬스」를 크게 향상시켜 줄 것이라고 믿는다. 단순히 병을 고치겠다고만 한다면 다른 방법이 얼마든지 있을 것이다. 그러나 우리들이 출생했을 때부터 원래 가지고 있던, 질 높은 건강의 기쁨을 되찾고, 또 다시 체험시켜 주는 것은 프로폴리스 뿐일 것이다.

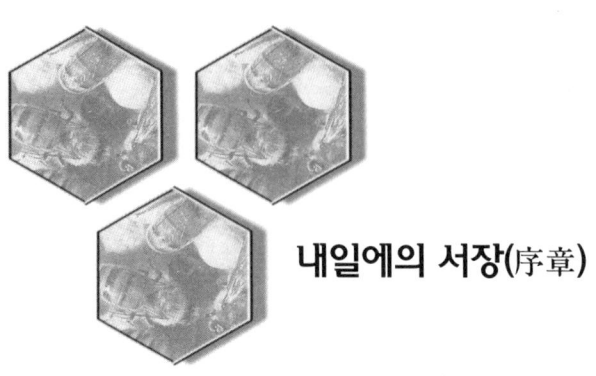

내일에의 서장(序章)

프로폴리스의 광장에 모이는 친구에게

난치병을 극복한 사람들의 체험담이 매스컴 등에서 취급되는 기회가 늘어, 프로폴리스를 알고 이용하는 사람의 범위는 넓어지고 있다. 또한 지구상에서의 자연파괴와 환경오염을 배경으로 자연회귀를 요구하는 목소리가 높아지고 있어, 서양 의학 일색이었던 일본의 의학세계에서도 프로폴리스와 같은 민간요법을 되돌아보는 계기가 되었다.

그러나 프로폴리스의 '효과'가 입증되었다 할지라도, 어디까지나 '건강식품'이며, '자연식품'으로 취급되고 있다. 현재 프로폴리스에서 의약품을 낳게 하는 노력이 계속되고 있는 것은 이 책을 통해 소개한 바와 같지만, 아직 갈 길이 멀었다는 것이 현 실정이다.

프로폴리스는 꿀벌이 우리에게 가져다 준 '자연의 산물'이며, 인간은 자연에서 그 활용법을 배우면서, 전승하고 이어져 온 것이다. 본래 있어야 할 상태를 되찾게 하는 프로폴리스의 작용, 효과를 생각해도, 어떠한 특정 증상에 특효적인 효과를 나타내고 있다. 그래서 의약품으로 활용되고 있는 이상, 자연 그대로의 프로폴리스에 높은 가치를 매길 수 있지 않나 생각된다. 나는 항상성 회귀 지령물질

꿀벌이 주는 최고의 선물 超藥 프로폴리스

(恒常性回期指令物質)이라고도 부를 수 있는 미지의 물질이 앞으로 발견될 것이라는 예감마저 든다. 차라리 건강식품 그대로 있어주는 편이, 현재 의료의 빈 틈을 메워주는 존재가 된다고 생각한다. 그리고 더욱 미래를 향하여 전승해 가는 의의도 높아진다고 할 수 있다.

또한 건강식품인 프로폴리스에 관해서도 각종 제품이 등장하고 있으며, 그 중에서 실제로 가치 있는 프로폴리스를 선택하는 안목을 가지는 것이 사용자로서는 중요하다고 제 7장에서 이야기했다. 앞으로 프로폴리스에 대한 관심이 한층 더 높아감에 따라, 시장에서는 아마도 갖가지 형태의 많은 제품이 이목을 끌게 될 것이다.

프로폴리스는 어린이부터 노인까지, 또는 투병중인 사람이나 건강한 사람도 질 높은 것을 선택하고, 각자에게 적합한 방법으로 사용한다면, 대단히 높은 효과를 기대할 수 있을 것이다.

그러니만큼, 앞으로는 한 사람이라도 많이 프로폴리스에 대한 올바른 지식을 가지고, 이것을 무기로 하여 우수한 제품을 선택하고, 건강을 되찾아야 할 것이다. 더 높은 "퀄리티 오브 헬스"를 획득하기 위하여 적합한 이용법을 실행하는 것이 중요하다. 우리 사용자들이 이러한 현명함을 가지는 것이 프로폴리스 시장에서 질 낮은 제품의 자연도태를 일으키고, 실제로 가치 높은, 그리고 미래에까지 전해 줄 프로폴리스만을 남기게 하는 데 공헌하리라고 생각한다.

체험담이라는 형식으로 제공되는 정보는 아무리 많이 있어도 지나침이 없다. 또한 서적이나 잡지를 읽어도 정말 자기에게 적합한 이용법이 발견된다고는 할 수 없으며, 그것이 옳다는 것을 확인할 수도 없다. 이러한 정보는 건강을 진지하게 원하며, 프로폴리스를 원하는 사람과 사람이 만나 각자의 체험을 나누는 것에 의해서만 널리 전해져 가는 것이라 생각된다. 그래서 나는 주위의 프로폴리스 관계자들에게 호소하여 프로폴리스에 대한 계몽운동을 하는 것과 동시에, 많은 사용자와의 만남을 연출하고, 건강에 대한 정보를 교환하는 마당으로 프로폴리스 사용자의 친목단체「프로폴리스의 광장」을 발족시켰다. 이 책의 발간을 계기로 하여, 앞으로는 사용자, 연구자, 메이커의 테두리를 넘어, 프로폴리스에 대한 실제적인 도움이 되는 정보의 산실, 미래에 전해야 할 연구의 지원, 프로폴리스의 활용을 통한 복지활동 등을 전개해 갈 생각이다.

프로폴리스에 대해서는 지금까지의 과학, 의학의 연장선상에서 표현하지 못하는 것이 있는 것은 사실이다. 그러나 유연한 사고방식을 가진 사람이 많은 의견을 보내줄 것을 기대하고 있다.

지금까지 프로폴리스를 사용해 온 사람, 앞으로 사용할 생각이 있는 사람, 프로폴리스에 흥미가 있는 사람이라면, 누구나 '프로폴리스의 광장'에 참여하기를 희망한다. 또한 프로폴리스의 광장은 프로폴리스 선택방법, 이용방법을 비롯하여 여러 가지 상담에 응하고 있다. 언제든지 가벼운 마음으로 문의해 주기 바란다.

전세계 모든 사람들에게 프로폴리스가 올바로 알려져, 한사람이라도 더 많이 건강을 되찾아 주기 바란다. 단순히 병을 고친다는 것을 초월하여, 태어났을 때 그대로의 '퀄리티 오브 헬스'를 손에 넣어주기 바란다. 이런 소원이 '프로폴리스의 광장'으로부터 세계에, 그리고 미래에 전해졌으면 한다.

꿀벌이 주는 최고의 선물 超藥 프로폴리스